HEYNE <

GAEL GREENE

WIE MAN EINE FEIGE ISST

Mit Illustrationen von Chris Menke

Aus dem Amerikanischen
von Regina Conradt

WILHELM HEYNE VERLAG
MÜNCHEN

HEYNE RATGEBER
Nr. 08/5429

Die Originalausgabe
DELICIOUS SEX

Umwelthinweis:
Dieses Buch wurde auf
chlor- und säurefreiem Papier gedruckt.

Taschenbuchausgabe 08/2003

Der Wilhelm Heyne Verlag ist ein Verlag der
Ullstein Heyne List GmbH & Co. KG
Published by arrangement with Prentice Hall, Inc.
a division of Simon & Schuster, Inc., New York
Printed in Germany 2003
Umschlagillustration: mauritius-images The Copyright Group
Umschlaggestaltung: Nele Schütz Design, München
Druck und Bindung: Ebner & Spiegel, Ulm

ISBN: 3-453-87077-8

http://www.heyne.de

Danksagung

Mein besonderer Dank gilt
Dr. Mathilde Krim
Dr. David Ostrow
Dr. Martin Schecter
Dr. Niels Lauersen
Eileen Grigg und Janie Gillis
Meinem Lektor Phil Pochoda,
Don Congdon, der sich für die Veröffentlichung
dieser Hymne auf den Sex eingesetzt hat,
und Mildred Newman für ihre
kluge und verständige Beratung.

In Liebe zu den wunderbaren Männern,
die mich all das lehrten,
was ich über Sex weiß.

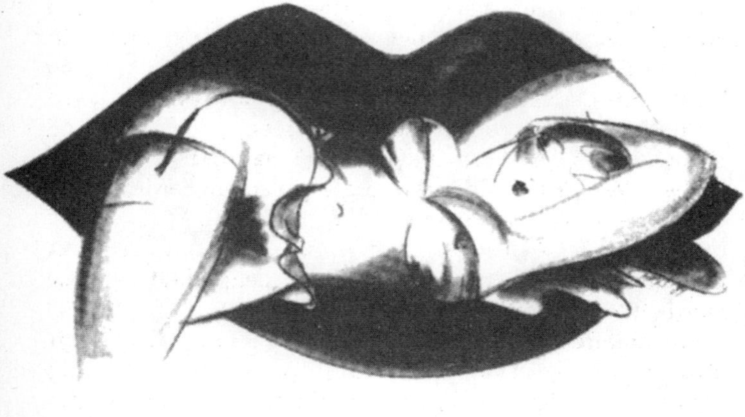

Inhalt

Ein Versprechen der Autorin

Wenn man den Dichtern, Romanschriftstellern und Songschreibern glaubt, möchte man meinen, daß die Liebe in unserer Kultur einen hohen Stellenwert genießt. Tatsächlich aber widmen nur sehr wenige Menschen der Liebe so viel Zeit, wie man sollte. Sex steht häufig an letzter Stelle unserer Prioritätenliste: Erst wenn die Kinder versorgt sind, der Mülleimer geleert ist und/oder ein Übermaß an alkoholischen Getränken unsere Sinne umnebelt hat. Deswegen habe ich meine übliche Beschäftigung, nämlich Restaurantführer und Romane zu verfassen, unterbrochen und schreibe nun diesen praktischen Ratgeber.

Stellen Sie sich vor: In wenigen Monaten, ja Wochen, können Sie eine neue Dimension der Sexualität erleben! Sie werden sich glücklicher fühlen in Ihrem Körper, Sie werden erotischer denken und im Bett vergnügter sein (und mehr Spaß haben). Ein Flirt wird für Sie ein Jux sein, ein Orgasmus leichter, und Sie werden zusammen mit Ihrem Partner sexuelles Neuland entdecken und erforschen, selbst wenn Sie mit ihm schon in Langeweile und Überdruß erstarrt zu sein scheinen. Ganz egal, wie es um Ihre Sexualität bestellt ist – ob Sie noch unschuldig oder hemmungslos lüstern sind –, in diesem unvoreingenommenen, freimütigen und einfallsreichen kleinen Buch werden Sie Anregungen finden, wie Sie Ihr Liebesleben aufregender gestalten können. Monogamie hat mit einem Mal neuen Auftrieb bekommen, und es ist nicht nur die Angst vor Krankheiten, die durch Geschlechtsverkehr übertragen werden, sondern auch das Bedürfnis nach intimer, persönlicher Bindung. Wir so schutzlos allen Reizüberflutungen ausgesetzten Menschen müssen jede Hilfe, die wir in der Hinsicht bekommen können, auch nutzen. (Achten Sie bitte besonders auf die Seiten 195 bis 200. »Gibt es sicheren Sex auch mit Fremden?« Dort finden Sie aktuelle Informationen über Geschlechtskrankheiten!)

Ich versichere Ihnen, daß dieses Buch auch Ihnen ein wenig – oder gar viele Freude und Hilfe bringt. (Sie können darauf getrost bei LLOYD'S eine Versicherung abschließen!)

Welche Referenzen ich mitbringe? Ich bin Amateurin, im wahrsten Sinne des Wortes – eine Liebhaberin. Ich liebe die Liebe. Ich liebe es, verliebt zu sein. Ich liebe es, Liebe zu ›machen‹. Und ich bin schon immer ein bißchen keck und ungezogen gewesen. Von Scarlett O'Hara, von Amber St. Clare und von Albert Ellis habe ich schon früh erste Anregungen aufgeschnappt. Ich habe schon immer gern vorwitzige Fragen gestellt und begierig den Antworten gelauscht. Nach einer Liebesheirat und einer angenehmen nachehelichen Hochblüte möchte ich Sie an den dabei gewonnenen Einsichten teilhaben lassen, doch nicht nur an eigenen Erfahrungen, sondern auch an dem, was ich in Gesprächen mit anderen Frauen und aus so manchem Bettgeflüster erfahren habe – oft von höchst anerkannten Experten.

Es stimmt, die Lebensweise, die dieses Buch über lustvollen Sex erfordert, ist ganz schön anstrengend. Aber anders geht es nicht, denn Prüderie und Unentschiedenheit sind wie eine Art Zellulitis – hier wie da läßt sich der angesetzte Speck eben nur unter Mühen wieder abbauen. Wenn Sie aber brav alle Übungen machen, wird die Belohnung um so schöner sein: Sie werden sich freier fühlen, werden sich selbst besser gefallen, liebenswerter und sinnlicher und sexuellen Freuden und Wonnen gegenüber aufgeschlossener sein. Es ist einfach unmöglich, daß Sie hinterher nicht geschickter, raffinierter, schöner, klüger, amüsanter, entspannter und zufriedener sind.

Was haben Sie also schon zu verlieren? Nichts. Außer Ihren Selbstzweifeln und Komplexen und dem Gefühl ängstlicher Nervosität.

Fangen Sie also sofort an – noch heute!

Es spielt keine Rolle, ob heute Donnerstag ist oder Samstag. Die Aussicht auf ein aufregendes Sexualleben hat nichts gemein mit einer Fastenkur. Ob Montag oder nicht – fangen Sie sofort mit dem ›Training‹ an. Heute abend ist genau der richtige Zeitpunkt. Ein paar Minuten täglich, mehr Zeitaufwand ist nicht nötig. Nehmen Sie sich diese Zeit! Jeden Tag! Keine Ausreden – keine Kopf-, keine Rückenschmerzen! Nichts von alldem sollte Sie daran hindern, sich den Herausforderungen dieses Buches Seite für Seite zu stellen. Fangen Sie damit an, daß Sie die Schlafzimmertür schließen und den Schlüssel rumdrehen, so daß niemand Sie stört. Und wenn Sie bei den Übungen angelangt sind, die einen Bettgenossen erfordern, lassen Sie sich auch dann nicht sabotieren – weder durch wirkliche noch durch eingebildete Müdigkeitserscheinungen. Essen Sie gemeinsam etwas Süßes, trinken Sie einen Cognac oder schicken Sie einen Pornofilm per Videorecorder auf den Fernseher neben dem Bett. Das sollte Sie soweit aufmuntern, daß Sie in Ihrem Lehrplan fortfahren können. Nichts ist erfrischender als der Schlaf nach einem gelungenen Schäferstündchen. (Und lassen Sie sich nicht entmutigen, wenn es etwas länger dauert, bis Sie mit einem ganz bestimmten Mann in Kontakt kommen. Wenn Sie dieses Buch von Anfang bis Ende durchgearbeitet haben, sind Sie garantiert unwiderstehlich!)

Selbst die, die jetzt schon reif sind für ausgefallene Sextechniken und Exotika, sollten mit dem ersten Kapitel dieses Buches beginnen. So können Sie Ihre natürlichen Instinkte schärfen und verfeinern und ein Mehr an Geschicklichkeit erwerben.

Höchste Ekstase ist der lockende Lohn.

Los geht's! Kommen Sie!

Ist dies ein Buch für Sie?

Sie besitzen schon seit langem sexuelles Selbstvertrauen, und im Bett klappt bei Ihnen auch meist alles ganz vorzüglich. Ist dieses Buch dann etwas für Sie? Ja. Als begabte und geschickte Liebeskünstlerin möchten Sie nämlich sicher wissen, welche Wonnen noch Ihrer Entdeckung harren.

Sie haben das dumpfe Gefühl, daß Sie sich eigentlich nicht viel aus Sex machen. Oder – schlimmer noch – daß der Mann, mit dem Sie leben, kein besonderes Interesse daran hat. Können Sie mit diesem Buch etwas anfangen? Ja. Falls keine Hormonstörungen oder keine schwere psychische Erkrankung vorliegt, ist es möglicherweise noch nicht zu spät für Sie, zu entdecken, daß Sex doch Spaß machen kann. Und ein höchst amüsanter Zeitvertreib ist.

Sie haben mit dem Fußballer Ihrer Lieblingsmannschaft geschlafen und mit dessen Bruder, mit Ihrem Germanistikprofessor, mit zwei stadtbekannten Casanovas, mit dem Lebensmittellieferanten... und alle haben gesagt, Sie wären ›'ne Wucht‹. Brauchen auch sie dieses Buch? Ja. Denn nun wird's Zeit, von Quantität endlich auf Qualität umzusteigen.

Er ist ein Schatz – dieser nette Typ – Ihre Jugendliebe –, mit dem Sie seit 25 Jahren verheiratet sind. Und Sie haben immer noch 1,4 mal die Woche Geschlechtsverkehr. Und auf Leidenschaft kann man zur Not verzichten, wenn dieses Zusammengehörigkeitsgefühl da ist. O ja, meine Liebe, für Sie ist dieses Buch bestimmt etwas.

Was lesen Sie aus dem Tintenklecks auf Seite 14 heraus? Betrachten Sie ihn ganz entspannt und lassen Sie Ihrer Fantasie freien Lauf!

1. Erkennen Sie darin das von Russen zerrüttete Afghanistan inmitten von Palmen, geben Sie sich 10 Punkte.

2. Wenn Sie eher einen Stelzenläufer darin sehen, der mit frittierten Krabben Tango tanzt: 5 Punkte.
3. Brooke Shields, während sie eine Banane ißt? 1 Punkt.
4. Erinnert es Sie daran, daß Sie einmal beim Auftragen des Essens ausgerutscht sind und mit dem Gesicht in den Spaghetti landeten? 6 Punkte.
5. Sie finden, daß es sich ganz eindeutig um die graphische Darstellung des Bruttosozialprodukts von Peru handelt? 9 Punkte.
6. Zwei reizende Balletteusen, die sich auf vergnügliche Weise mit Robert Redford beschäftigen. 0 Punkte.

Mit dem folgenden Test können Sie feststellen, wie sexbesessen Sie sind – und zwar sowohl mit als auch ohne Partner.

Prüfen Sie, welche und wie viele der angebotenen Lösungsmöglichkeiten zutreffend sind.

Sex hat mir nie so viel gegeben wie:

»Miami Vice« im Fernsehen
Eine richtig leckere, dicke, fette Portion Speiseeis
Der Gewinn der Leistungsprämie in meiner Firma
Meine Schränke aufzuräumen

Jede zutreffende Antwort zählt 10 Punkte, die Sie zu den Ergebnissen des Tintenklecks-Testes hinzuaddieren müssen. Haben Sie weniger als 10 Punkte, dann sollten Sie dieses Buch kaufen. Haben Sie über 20 Punkte, dann haben Sie dieses Buch echt nötig. Sind es mehr als 35 Punkte, sollten Sie dieses Buch notfalls sogar stehlen.

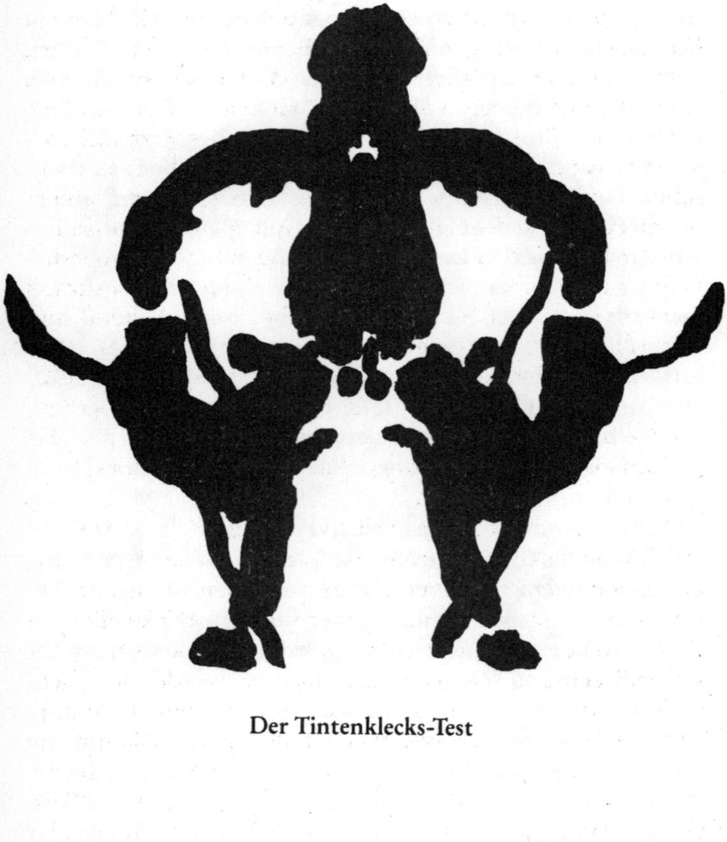

Der Tintenklecks-Test

Die Philosophie des sexuellen Selbstvertrauens

Sie stürzen sich hier in ein Abenteuer, das darauf hinauslaufen kann, daß Ihre sexuellen Ängste und Hemmnisse, die Ihre Ekstase verhindert, für immer auf der Strecke bleiben. Das Ziel aller Übungen in diesem Buch ist einzig und allein Selbstvertrauen in Ihre Sexualität. Weder Schönheit noch exotische Liebestechniken, weder Macht noch Geld sind die geheimnisvollen Schlüssel für ein glückliches Sexualleben – sondern ganz allein sexuelles Selbstvertrauen: die Sicherheit, schon bei Beginn eines Liebesaktes und selbst mit einem neuen Partner, daß es aller Wahrscheinlichkeit nach wundervoll wird für Sie. Und auch für ihn. Und falls es aus irgendeinem Grund einmal nicht so sein sollte, dann ist es bestimmt nicht Ihr Fehler. Ob Sie nun sexuell eher zurückhaltend sind oder sehr freizügig, hiermit haben Sie einen Schatz an ›Wissen‹ zu Ihrer Verfügung, der Ihnen helfen kann, neue sexuelle Freuden zu erkunden. Gleichzeitig werden Sie lernen, wie Sie bei dem Mann, den Sie lieben und/oder mit dem Sie ›herumspielen‹, seine ganze Sexualität zur Entfaltung bringen können.

Woher kommt sexuelles Selbstvertrauen?

Schönheit allein ist noch keine Garantie dafür. Wenn eine gutaussehende Frau einen Raum mit vielen Menschen betritt, kann sie zwar ziemlich sicher sein, die Blicke aller auf sich zu ziehen. Die meisten anwesenden Männer werden ihr sicher Beachtung schenken, und manche werden ihr nachstellen und sich an sie heranzumachen versuchen. Es könnte daher so aussehen, als wären eine tolle Figur, vollkommene Brüste, endlos lange Beine und ein fotogenes Gesicht die beste Garantie für ein entsprechendes Selbstvertrauen im Bett. Leider stimmt das nicht. Einige der schönsten Frauen der Welt waren und sind gehemmt, verklemmt, haben Orgasmusschwierigkeiten oder sind bar jeder Sinnlichkeit. Sie möchten wegen ihrer Klugheit geliebt werden, nicht wegen ihrer Schönheit, und quälen sich mit Selbstzweifeln und Komplexen. Ihre Liebhaber können ein Lied davon singen.

Sexuelles Selbstvertrauen entsteht dadurch, daß man seinen Körper kennt und sich darin wohlfühlt; daß man außerdem weiß, was einen ›scharf‹ macht und wie man herausfindet, was dem anderen gefällt und letztendlich weiß, wie man sich selbst sexuelles Vergnügen bereiten kann. Das Vertrauen wächst, wenn man einmal erkannt hat, daß Sex nicht nur Geschlechtsverkehr bedeutet, sondern auch: sich anzufassen und zu küssen, zu liebkosen und zu streicheln, Geflüster und Neckereien, Knabbern, Saugen und allerlei weitere körperliche Intimitäten... Und daß nicht Orgasmus das höchste Ziel beim Sex ist, sondern der Spaß dabei.

Einige echte sexuelle ›Freigeister‹, die ich kenne, sind in der Tat keine besonderen Schönheiten. Vielleicht haben sie gerade aus der Erkenntnis heraus, daß sie keinen Schönheitswettbewerb gewinnen würden, ihre sexuelle Anziehungskraft und ihr Selbstverständnis besonders entwickelt, um auf diese Weise an ›ihre‹ Männer zu kommen und zu den Zärtlichkeiten, die sie begehren. Auf dem Weg zum sexuellen Selbstvertrauen ist es nicht ungewöhnlich, daß eben Sex eingesetzt wird, um zu bekommen, was man haben will; um sich begehrenswert zu fühlen und sein Selbstgefühl zu stärken. Aber eines Tages ist dann eine höhere Ebene erreicht, auf der man nicht mehr nur sexy tut, sondern es tatsächlich ist. Nicht gekünstelt, nicht aus verzweifelter Anstrengung. Nicht nur vorgetäuscht, sondern wirklich aus sich heraus.

Von Geburt her sind alle Menschen sexy. Jedes Baby spielt gern mit sich selber. Aber sexuelle Kenntnisse müssen erlernt werden, sexuelle Vollendung erwirbt man erst, sexuelles Selbstvertrauen wird langsam aufgebaut, sexuelle Vorlieben entwickelt man allmählich, wie man auch in der Kunst, der Musik und der Poesie erst nach und nach einen eigenen Geschmack entwickelt. Dazu braucht man leidenschaftliche Begeisterung. Jedoch in der heutigen Zeit, in der Gelegenheitssex so gefahrvoll geworden ist und Monogamie eine neue Qualität zugeschrieben bekommt, ist es geradezu eine Herausforderung, dem Sex die Stange zu halten. Ich glaube, diese Herausforderung ist es wert, Berge zu versetzen.

In diesem Buch geht es darum, wie man lernt, sich im Bett wohlzufühlen. Und um heißen Sex. Für manche Frauen ist Sex am aufregendsten, wenn sie ihn mit jemandem betreiben, den sie lieben. Für andere ist das erste Mal immer das tollste – jener einzigartige Moment, kurz bevor der letzte Knopf geöffnet wird. Dieses Buch handelt nicht von der Liebe. Es handelt von dem, was man beim Lieben macht – was das Leben etwas heißer macht.

Das Gute am Sex ist, daß er niemals alle wird. Je früher einer damit anfängt, um so länger hat er was davon. Je schöner er ist, um so mehr Appetit bekommt man.

Also (wie Julia Childs sagt): »Einen guten...«

»Greifen Sie zu...«

Sexuelle Regungen entstehen von innen heraus. Und das Gehirn ist immer als Auslöser daran beteiligt. Wenn man mit seinem eigenen Aussehen nicht zufrieden ist, wird es einem schwer fallen, mit sich selbst zurechtzukommen, und schier unmöglich, sich unwiderstehlich zu finden. Setzen Sie als erstes da an! Nennen Sie Ihre Schwachpunkte beim Namen! Schlaffe Schenkel? Zu kleine Brüste? Oder zu große? Wabbelige Knie? Sommersprossen an den unmöglichsten Stellen? Blähbauch und Hängepo? Oder überhaupt kein Po und knabenhafte Hüften? Ob es wohl auf dieser Welt eine Frau gibt, die mit ihrer Figur voll und ganz zufrieden ist? Die nicht gern dringend etwas an sich verändern würde, wenn sie drei Wünsche frei hätte? Diese Dehnungsstreifen, Krähenfüße, plumpen Hüften? Auch Jane Fonda und Raquel Welch waren mit ihrem Körper nicht ganz zufrieden. Deshalb hat Jane diese anstrengenden Gymnastikprogramme ersonnen, die ihr aus den gleichen Gründen so viele Frauen nachgemacht haben. Und deshalb bleibt Raquel pflichtgetreu bei ihrem Gesundheitsplan und schwört auf Yoga. Und beide sehen dadurch mit 40 besser aus als andere mit 25.

Tun Sie alles, was Sie können, um Ihrem unvollkommenen Gesicht und Körper wieder Schwung und Form zu geben. Also, Gymnastikübungen? Unbedingt! Den Körper dehnen und kräftigen! Ja! Jeden Tag etwas dafür tun! Gehen Sie ein paar Kilometer zu Fuß, tanzen Sie, so verrückt Sie können! Und es ist auch nichts einzuwenden gegen eine Schönheitskorrektur, wenn man sie wirklich braucht und wenn man in seinen Erwartungen realistisch bleibt.

Nur Jammern und Zagen über echte oder eingebildete Schwächen, die sich nicht beheben lassen oder an denen Sie nichts ändern wollen, das ist dumm und dem Sex höchst abträglich. Mit sexuellem Selbstvertrauen werden Sie einen Weg finden, wie Sie sich mit Ihrer tatsächlich existierenden Körperlichkeit arrangieren können, gleichgültig, wie unvollkommen, verbraucht oder (lassen Sie es mich ruhig aussprechen) wie alt Sie sein mögen. Ein herzförmiger Prallhintern und Schenkel, die doppelt so dick sind, wie sie in der *Vogue* vorgeführt werden – hören Sie auf, sich darüber den Kopf zu zerbrechen! Es ist eine wundervolle Einrichtung der Natur, daß es Männer gibt, die Sie so lieben, wie Sie sind, und Männer, die Sie lieben, weil Sie so sind, wie Sie sind. Sie haben nun einmal nicht das Gesicht oder die Figur, nach der eine Eileen Ford Ausschau hält. Aber, wissen Sie nicht, daß es Herrenmagazine gibt, die sich speziell nur mit Frauen befassen von der BH-Größe 5 C aufwärts und in denen die Pinup Girls rundlich und pausbäckig sind und alltägliche Gesichter haben? Die Geschmäcker sind ja so verschieden... Jede noch so Üppige und jede Bohnenstange können begehrenswert und jemandes Lustobjekt sein. (In einem Buch über Sex ist es ja wohl erlaubt, von Lustobjekten zu reden. Oder? Es handelt sich ja nicht um eine Anleitung, wie Sie Bankdirektorin werden können...)

Im Idealfall möchten Sie gern zehn Pfund abnehmen, die Sie zuviel haben, um den gängigen Schönheitsvorstellungen zu entsprechen. Oder 20 Pfund, um wirklich super zu sein. Bis es soweit ist, denken Sie nicht daran! Vergessen Sie Ihre Zellutitis oder daß an einer Stelle Ihrer Meinung nach etwas fehlt und an einer anderen etwas zuviel ist... Aber, keine Entschuldigungen! Am besten, Sie lenken unter keinen Umständen Aufmerksamkeit auf die Schwachpunkte, die Sie quälen. Wenn Sie Ihren Körper grundsätzlich mögen, ihn bejahen, werden Sie auch andere dazu bringen, ihn zu lieben. Und wenn Sie sexuell aufblühen, wird Ihr Liebhaber durch Ihre erstaunliche Hingabe derart erregt sein, daß er Einzelheiten, die Ihnen Komplexe bereiten, einfach übersieht. Doch halt!

Ja, in Form bringen sollten Sie sich schon! Denn die zehn Pfund Übergewicht sind unendlich viel attraktiver, wenn sie durch Gymnastik gestrafft sind. Durch Gymnastik bekommt man auch mehr Schwung und Energie und eine bessere Körperhaltung. Ernsthafte Aerobic-Kurse und Workouts dehnen nicht nur Ihre Muskeln und lassen Sie um Zentimeter schlanker werden, sie tragen auch dazu bei, daß Sie im Bett aktiver werden. Und gelenkiger. Sie sind eher in der Lage, eine – gleich welche – Position einzunehmen, die für Sie selbst besonders erotisch ist. Das heißt, er muß sich nicht plagen und Sie hochstemmen, um Sie in die gewünschte Position zu bringen, wenn Sie selber kräftig und beweglich mitmachen. Sie strecken sich aus und bewegen sich im richtigen Rhythmus auf und ab, kommen seinen Stößen entgegen... Oder glauben Sie vielleicht im Ernst, die Bauchmuskelübungen bei Aerobic wären wirklich nur dazu da, um die Rückenpartie zu entlasten?

Und machen Sie sich nichts daraus, wenn Ihre Intimteile nicht so exakt den Rosenblattlippen gleichen, die Sie auf der Mittelseite des *Penthouse* zu sehen bekommen. Schauen Sie genau hin. Jede Frau hat eine andere Vulva. Ja, die Vulva wurde in vielen Variationen von den verschiedenen Künstlern in Malereien und Skulpturen feierlich dargestellt. Wenn Sie sich selbst vor den Spiegel stellen und Ihre Vulva mit diesen Abbildungen vergleichen, dann sehen Sie einfach eine andere, unverwechselbare geheimnis- und wundervolle Vulva.

Sollte es wirklich wahr sein, daß Sie angezogen viel besser aussehen als ausgezogen, dann besorgen Sie sich schöne ausgefallene Unterwäsche und Nachtgewänder, die Ihrem Busen den erwünschten Halt geben und auch sonst verhüllen, was Sie nicht gern zeigen wollen. Auch Ihr Schlafzimmer kann Sie in günstigem Licht erscheinen lassen, und Cremes, Körperbalsame, Fußpflege, Masken, Massagen mit dem Luffahandschuh, Salz oder Mandelöl helfen vor allem dadurch, daß Sie sich einfach erotischer fühlen. Selbstverständlich riechen Sie gut, Sie baden und waschen sich ordentlich. Und Sie wissen, daß sich Ihre Vagina selbst reinigt, so daß es keines übertriebenen Waschzwangs bedarf, weil ihr sauberer, natürlicher Moschusduft höchst erotisch ist.

Eine Woche Kuraufenthalt mit einer Mischung aus Super-Gymnastik und allen möglichen wunderbaren Schönheitsbehandlungen – davon träumt wohl jede Frau ab und zu als bescheidene Wiederauffrischung. Aber wem der Preis für solche professionellen Aufpäppelungen zu hoch erscheint, der kann auch zu Hause unter Anleitung eines Schönheitsbuchs einiges erreichen mit all diesen Rezepten für Joghurt- und Gurkenmasken, Milchbädern, Olivenöl-Haarpackungen, Handmayonnaisen, all den verschiedenen Cremes...

Auch das Make-up fürs Bett soll hier einmal angesprochen werden. Zum einen kann man einfach das Tages-Make-up entfernen und sich dann ein neues, rosiges und taufrisches Gesicht aufschminken, dazu auch hier und da auf dem Körper einen Hauch von Rouge anbringen. Einer meiner männlichen Freunde, dem die Frauen ziemlich hinterherliefen, wunderte sich einmal über eine seiner Gespielinnen, die am Tag kein oder nur sehr wenig Make-up trug, sich aber zur Nacht jedesmal in volle Kriegsbemalung stürzte. Er fand es wunderbar und war entzückt über ihre Bemühungen, seine Fantasie dadurch anzuregen, daß sie fortwährend ihr Aussehen veränderte.

Wenn Sie alles getan haben – oder sich vorgenommen haben, in Zukunft alles zu tun –, um die Anatomie, die Sie nun mal mitbekommen haben, im günstigsten Licht erscheinen zu lassen, und die Botschaft dieses Kapitels verstanden haben, dann sollten Sie jetzt ganz entspannt sein und sich in Ihrer Haut wohlfühlen.

Und jetzt ist es der Morgen danach. Er macht die Augen auf. Das sinnliche Aufleuchten ist nicht zu übersehen. Der Körper, den er vor sich sieht, hat ihm in der Nacht so viel Lust bereitet; die Frau neben ihm hat sich ihm mit solcher Intensität hingegeben, daß er gar nicht aufhören kann, zu staunen und zu genießen. Ihr Körper ist gemeint, Sie selber! Natürlich haben Sie Ihr aufregendstes Negligée in Reichweite gelegt, und Sie können es sich gleich überwerfen, um das Frühstück ans Bett zu holen. Es sei denn, er will es für Sie holen.

Sich fürs Ausziehen anziehen

Was macht *sie* so aufregend oder so brav – die Pelze, Schuhe, Handschuhe, Kostüme, Mäntel, Juwelen? Bestimmte Teile der Kleidung gelten als Symbol für sexuelle Reize. Schwarze Seidenstrümpfe mit Naht, Strapsgürtel aus Spitze, Pfennigabsätze, Knöchelstiefeletten mit Knöpfen oder Verschnürungen, spitzenbesetzte Unterröcke, hochgeschlitzte Nachtgewänder – alles erotische Versatzstücke. Andere Kleidungsstücke sind so ausgesprochen gewöhnlich, daß sie selbst den Ungeübtesten und Unsensibelsten instinktiv als unerotisch erscheinen: Wallewalle-Gewänder, mausgraue Morgenröcke, Miederhöschen, Gesundheitsschuhe, Bubikragen – ganz zu schweigen von klaffenden Reißverschlüssen und Sicherheitsnadeln, die etwas zusammenhalten und alles andere als anmachend sind.

Ich würde ja gern behaupten, Schönheit sei völlig bedeutungslos. Aber dem ist nicht so. Sicher, es gibt die ebenmäßigsten Gesichtszüge, die nur porzellanene Kälte ausstrahlen, und was nutzt der schönste Körper, wenn er eingezwängt ist in jene ordentlichen Kostüme, die zwar gut geeignet sind für ein Arbeitsessen mit dem Buchhalter, aber ohne jeden erotischen Reiz? Oder wenn ›Klamotten‹ nicht zusammenpassen, schlampig oder vulgär wirken, daß man sie nicht mal am Leib haben möchte, wenn man tot in einem Waschsalon aufgefunden werden sollte? Auch schrille Eindeutigkeit ist nicht unbedingt sexy. Ein knallenges Lamékleid, dem das halbe Oberteil fehlt, kann zwar einen Verkehrsstau verursachen, ist aber nicht halb so erotisch wie der Anblick eines gesunden, uneingeengten Körpers, der sich in tierhafter Anmut unter einem roten einteiligen, hochgeschlossenen Seidenoverall bewegt. Es kommt immer auf die Attitüde an. Eine unmodisch mollige Frau in einer sie umschmeichelnden Fransentunika, die sich bewegt, als wisse sie, daß sie sexy ist, ist sexy.

Es hat so etwas aufregend Perverses, wenn man sich anzieht, um sich ausziehen zu lassen. Was den einen Mann antörnt, kann aber einen anderen verschrecken. Und was an Ihnen sexy aussieht, kann an Ihrer besten Freundin genau die gegenteilige Wirkung haben. Fast alles wirkt an Ihnen sexy, wenn Sie es wirklich sind, und kaum etwas wird in der Lage sein, die abweisende Ausstrahlung einer durch und durch verklemmten Person aufzuheben. Probieren Sie einmal die klassischen Sex-Attribute aus – nehmen Sie nur, was Ihnen steht und wenn Sie sich selbst darin angeregt fühlen. Später können Sie dann Ihre eigene Note entwickeln, wenn Sie allmählich rausbekommen haben, wie *seine* speziellen Fantasien aussehen.

Angedeutetes, nur eine Ahnung Vermittelndes, kann schärfer sein, als total Durchsichtiges. Ein langer Ärmel, der von der Schulter bis zum Handgelenk geschlitzt ist und ab und an Einblicke gewährt, kann erotischer sein als ein alles offenlegender Ausschnitt. Stellen Sie Ihre Pluspunkte zur Schau. Ein langer Schlitz ist super, wenn das, was er enthüllt, auch sehenswert ist. Fransen sind scharf – Seidenfransen, Lederfransen... Leder sowieso, aber nur, wenn es zu ihnen paßt. Auch etwas Untypisches kann sehr aufregend wirken, wenn es nicht lächerlich ist. An einer sehr eleganten Frau verblüfft ein Hauch von Verruchtheit; an einer stattlichen, erwachsenen Person eine Art Spielanzug, schwarzseidene Handschuhe und Unterzeug à la Domina an einer kecken Kindfrau.

Anschmiegsame Stoffe sind eher sexy als steife. Aber anliegende Materialien sind nur angebracht, wenn sich der Körper darunter auch vorzeigen läßt – Seidenjersey etwa, so weich und glatt wie ein Babypopo; hauchdünner zarter Wollcrèpe kann ebenso heiß sein wie Spitze aufreizend. Rauher Tweed, dunkelblauer Serge hingegen, billige Kunstseide und dünne, durchsichtige Kunststoffe sind eindeutig *unsexy*. Samt ist heiß, wie jeder weiß.

Rot macht an, orange nicht. Himmelblau wirkt süßer – als gelb. Schwarz ist sehr sexy, aber es ist nicht alles. Weiß kann pikanter sein als schwarz. Alle Farben, die Ihnen besonders gut stehen, machen Sie hübscher.

Pelze zum Einwickeln sind erotisch. Aber verrückte kleine Fellchen – etwa lockige weiße Lammpelzchen – auch, Ohrenklappen aus Fell sind heiß. Eskimomützen eher kalt. Ein Nerz, in dem Sie sich verloren fühlen, und auch Streifenfelle hauen nicht richtig hin. Tierköpfe sind unerotisch, während ein wehender Fuchsschwanz aufregend sein kann. Ein Nerzmantel mit nichts darunter ist ein echter Kick.

Enge Jeans sind scharf – aber nur auf prallen Pos. Auch kurze Shorts, die ›ganz unabsichtlich‹ immer mal wieder den Blick auf den Ansatz einer wohlgeformten Pobacke freigeben. Selbst weite Baumwollpumphosen, die vom Knöchel bis zur Mitte des Oberschenkels offen sind, können eine aufreizende Verlockung sein. Übergroße Pullover mit tiefem V-Ausschnitt zum Minirock sind sexy; auch kurze T-Shirts, die eine schlanke Taillenpartie zeigen. Desgleichen natürlich Bikinis und Badeanzüge, die recht freizügig Ihre aufregenden Formen unterstreichen. Und eine altmodische Rüschenschürze (aber nur mit nichts darunter). Unerotisch dagegen: Bermudas, grobe Hemden, ausgebeulte Hosen, zu kurze Röcke und die meisten Krawatten; ebenso alle Army-Klamotten und zu enge Strickjacken. Vergessen Sie die Farben chartreuse, maulwurfsgrau und giftgrün. Und T-Shirts mit militanten Slogans!

Partypyjamas aus Chiffon, unter denen sich im Gegenlicht alle Körperkonturen abzeichnen, sind ausgesprochen aufreizend; desgleichen schwarze Seide, unter der die Brüste frei schwingen, ebenso Halsbänder, Empirekleider, durchscheinende Rüschenblusen, hochgeschlitzte Röcke – bei schönen Beinen – und Spitzenschleier. Auch ein Lendenschurz kann sexy sein, ebenso irisierende Stoffe, die mehr zu enthüllen scheinen als zu verbergen. Auch ein gut sitzendes, auf Figur geschneidertes Dinnerjacket, unter dem Sie statt des Oberhemds eine schwarze Spitzencorsage tragen, ist ausgesprochen heiß. So wie eine echte Gardenie im Haar – wohingegen eine künstliche unsexy wirkt. Zeltkleider, gürtellose Hänger, die meisten Blumenmuster, Blousons und riesige Schulterpolster sind unerotisch.

Schmuckstücke mit funkelnden Steinen sind immer heiß:

echte Diamanten auf nackter Haut ebenso wie schöner alter Straß. Nichts kann erotischer wirken als eine lange einreihige Perlenkette, die zwischen nackten Brüsten baumelt, kaum verhüllt von einer Seidensatinbluse. Kleine Goldkettchen sind scharf, wenn sie an ungewöhnlichen Stellen getragen werden – am Fußgelenk oder um eine schmale Taille gewunden. Eine lange Goldkette mit einem Medaillon, das beim Tanzen hin- und herschwingt und beim Gehen leicht den Venushügel berührt. Schwere Ketten erinnern an Fesselungen oder gar an Handschellen und sind ausgesprochene Fetische.

Mäntel können sexy sein, wenn sie gut geschnitten sind und ein üppiger Pelzkragen den Hals umrahmt. Ein weißer Kaschmir-Trench ist ebenso scharf wie Samt- oder Seidencapes. Wenn die Aircondition eisig ist oder zu Hause, wenn Sie sonst nichts anhaben, sehen seidene Fransentücher oder Samtstolen auf nackten Schultern sehr verführerisch aus. Pelzimitate sind nur selten sexy; das gilt auch für große, plumpe Mäntel.

Schlangenlederhandtaschen sind ausgesprochen geil. Und auch weiche kleine Handtäschchen, aus denen ein Hauch Ihres Parfums dringt, sowie sie geöffnet werden. Auch ein schicker Aktenkoffer, in dessen Inneren ein scharfes Nachthemd und eine Zahnbürste erkennen lassen, daß Sie vielleicht die Nacht über (fort) zu bleiben gedenken. Keinesfalls sexy hingegen wirken riesige Einkaufstaschen, die vom Mief Ihres unordentlichen Alltagslebens überquellen, Segeltuchsäcke, an denen er sich stößt, wenn Sie zusammen spazierengehen, strenge seriöse Handtaschen und jene praktischen Beutel, die Tier- oder Fischleibern gleichen oder riesigen Rettungsringen. (Auch Niedliches ist meist nicht heiß!)

Sexy wiederum ist ein kleines Hütchen mit einem Spinnwebschleier, hinter dem Ihre ›unglaublich schönen‹ Augen noch unwiderstehlicher wirken. Auch eine Schirmmütze, unter der sich eine Fülle seidiger Locken verbirgt, kann die Fantasie anregen; ein Stetson, wenn er Ihnen zu Gesicht steht, wirkt mysteriös. Das gilt auch für große Pelzkappen, die ihnen fast bis über die Augen gehen. Unerotisch dagegen sind richtige ordentliche Hüte, Kopftücher über Lockenwicklern und die meisten Turbane. Eine Schwesternhaube oder eine samtene Reitermütze wiederum soll schon so manchen Fetischisten echt beglückt haben.

Hochhackige Schuhe sind immer noch ein Sexsymbol *par excellence*. Eng anliegende Wild- oder Nappalederstiefel, die bis übers Knie reichen, sind (besonders im Bett) sehr aufregend. Hochgebundene Schnürbänder können scharf sein. Und zierliche knallrote Schühchen auch. Kostspielige, handgearbeitete Pumps machen Ihre Füße aufsehenerregend. Reitstiefel, sehr hochhackige Stiefel und Fransenstiefel, Wildlederstiefel mit angeschopptem Schaft, Fellränder an Schuhen und rotes Schlangenleder – alles ist sexy, *bis auf* Gesundheitssandalen, vergammelte Turnschuhe, modische, aber häßliche Schuhe, Oxford-Schuhe, Cowboyabsätze, Fallschirmspringerstiefel, orientalisch ornamierte orange und goldene Ballerinas. Spezialeffekte, die anheizen: so hohe Absätze, daß Sie kaum darauf ›laufen‹ können, Extra-Schuhe fürs Bett, verspiegelte Absätze, in denen er sich sehen kann, wenn er Ihnen die Füße küßt.

Lange, schmale Stretchhandschuhe aus Satin oder anderen anschmiegsamen Stoffen mit Perlknöpfen am Handgelenk sind scharf. Schöne Handschuhe sind grundsätzlich erotisch – vor allem in Schwarz, Rot oder Weiß. Dunkelgrüne allerdings sind alles andere als sexy. Auch Strickhandschuhe mit verschiedenfarbigen Fingen sind zwar lustig, aber nicht sexy. Das gleiche gilt für schäbige, für kunstlederne und für Gummi-, Arbeits- und sonstige Schutzhandschuhe.

Ein heißer Tip: Nehmen Sie ihn mit zum Einkaufen, wenn er möchte. Ganz besonders in solche Geschäfte, wo ihre Fantasien von heißen Umarmungen in der Umkleidekabine realisierbar wären.

Selbstverständlich kommen sexuelle Regungen von innen heraus und werden nicht erweckt durch die Einblicke, Ausblicke und sonstigen Knalleffekte dessen, was sie am Leibe haben. Aber zu wissen, was Sie unwiderstehlich macht und ihn erregt, sich wohlzufühlen in den Kleidern, die Sie tragen, und in der eigenen Haut – das ändert zwar nichts an den äußeren Umständen, aber wenn Sie sich selbst mehr mögen, dann kommen Sie sich einfach unendlich viel aufreizender vor.

Zarte Andeutungen durch Dessous

Mag sein, daß Sie aus beruflichen Gründen immer untadelig gekleidet sein müssen und Gabardine, Flanell oder sogar eine steife, zweckmäßige Uniform tragen, doch was Sie darunter anhaben, geht niemand was an – und kann Bände sprechen. Das Darunter, die Dessous, das sind Sie – Sie persönlich. Oder es verrät zumindest, was Sie gern sein würden. Unterwäsche ist eine zarte Andeutung und ein unaufwendiger Hinweis auf Ihre erotischen Fantasien.

Stellen Sie sich einmal eine großgewachsene, wortgewandte Brünette mit Punk-Haarschnitt vor, die ihre Cordhosen auszieht und sich aus dem baumwollenen Arbeitshemd schält, und darunter kommen ein naturfarbenes Seidenhemdchen und ein Tangahöschen zum Vorschein! Was für ein toller Sexual-Kick!

Oder Strumpfgürtel, hauchdünne Strümpfe, ein Nichts aus schwarzem Chiffon mit herzförmigen Lochstickereien. Bikinis mit einem Bunnyschwänzchen aus Fell à la Playboy-Häschen. (Ja, warum eigentlich nicht?) Oder ein luxuriöser Taftumhang à la ›Lustige Witwe‹, nur für zu Hause? Oder weiße Baumwollhemdchen, bestickt mit zarten rosa Rosenknospen? Oder vielleicht ein Lederbikini mit Metallnieten und -ösen – was wirklich Ordinäres, mit Löchern an den Stellen, wo die Brustwarzen hervorschauen? Wenn Sie tolle Beine haben, sollten Sie mit Strümpfen, Strapsen und Pfennigabsätzen ›wuchern‹. Dünne Spitzen-BHs mit Halbschalen und durchsichtige Untertaillen oder Hemdhöschen bringen einen schönen Busen zur Geltung. Geraffte Seidengewänder mit geschickten Abnähern an den richtigen Stellen verbergen Schwachpunkte und heben an, was nicht hängen sollte.

Ja, ich weiß. Sie sind Gefängnisanwältin, Bibliothekarin, Sekretärin eines Kardinals. Oder Schalterbeamtin einer

Bank. Ziehen Sie sich ruhig dementsprechend an: Aber Ihre Unterwäsche kann trotzdem so beschaffen sein, daß Sie sich den ganzen Tag lang sexy fühlen.

Verwöhnen Sie Ihre Haut mit Seide, lassen Sie Ihre Brüste in einem zarten Hauch von Büstenhalter wippen. Lächeln Sie insgeheim, weil Ihnen einfällt, daß Sie einen scharfen Strumpfgürtel anhaben oder einen getigerten Bodysuit unterm Kleid tragen. Spüren Sie nicht ein angenehmes Kribbeln bei dem Gedanken, daß unter Ihren roten Seidenhöschen die kleine Tätowierung herausschaut – keine echte natürlich. Kein Wunder, wenn Sie sexy wirken. Sie sind es auch.

Bestärken Sie Ihren Mann darin, endlich die weiten Boxershorts oder die unsäglichen Jockey-Unterhosen mit dem ausgeleierten Gummiband auszumustern. Wie schön, daß die Männer durch Bodybuilding und Fitneß nun auch anfangen, schwarze und bunte Tangas für sich zu entdecken! Ganz unverklemmte Männer interessieren sich sogar für weibliche Spitzendessous. Natürlich sind die Männer gerade erst dabei, festzustellen, welchen Spaß es macht, zum Sexobjekt zu werden. Nachdem wir Frauen inzwischen durchgesetzt haben, daß wir nicht mehr nur als Sexualobjekt betrachtet werden (falls wir das jemals wurden), können wir es richtig genießen, welche Befriedigung das Tragen der frivolen und erotischen Zubehörteile der Unterbekleidung zu bringen in der Lage ist.

Wenn Sie all Ihre Unterwäsche in einem ortsansässigen Geschäft zu kaufen pflegen, sollten Sie sich einmal einen Bestellkatalog für Dessous schicken lassen. Es gibt die ausgefallensten Kataloge mit feinster Wäsche, auch mit Leder- und sonstigen Erotik-Dessous und Reizwäsche für die Rubensfigur, alles per Mail-Order zu kaufen. (Achten Sie auf Kleinanzeigen, vor allem in Sexmagazinen.) Vor ein paar Jahren hat sogar das renommierte Bloomingdale's, das Super-Kaufhaus in New York, einen erstaunlichen Bestellkatalog für Wäsche verschickt, der inzwischen bei Unterwäsche-Fetischisten ein begehrtes Sammlerobjekt geworden ist.

Bitten Sie Ihren Mann, Ihnen bei der Auswahl Ihrer Unterwäsche zu helfen. Schauen Sie sich gemeinsam die Kataloge an. Selbst wenn Sie niemals wirklich etwas bestellen, können Sie zumindest feststellen, welche gemeinsamen Fantasievorstellungen Sie haben und schon allein dadurch einen wirklich spritzigen Abend erleben.

Nachtbekleidung

Manche Leute glauben, es sei der Gipfel der Erotik, nackt ins Bett zu gehen. Aber gibt es etwas Erotischeres als ein durchsichtiges schwarzes Negligée aus durchbrochener Spitze, das am nächsten Morgen als kleines wirres Knäuel neben dem Bett liegt? Nachtgewänder sind zum Verkleiden da, sind Fantasiegespinste. Sind Tarnungen und kunstvolle Verpackungen. Sie umgeben Sie mit einer Aura von Widerstreben und stacheln an zu Eroberungen, wobei Ihr Sträuben die Sache erst richtig anheizt.

Wählen Sie großzügige Ausschnitte. Einblicke, die nur bei bestimmten Bewegungen Ansichten Ihres Busens freigeben. Verschlüsse, die zum Öffnen anreizen. Ein Wasserfall von Spitze, die mehr enthüllt als verbirgt. Hellblaue Seide. Roter Chiffon. Durchscheinender weißer Voile. Elfenbeinfarbener Satin, Spitze am Busen und am Bein. Geschnürte Schühchen, viel zu hohe Hacken, als daß Sie darin mehr als die paar Schritte ins Schlafzimmer tippeln könnten. Oder Satinpantoffeln, die knistern und glitzern und mutwillig klappern beim Gehen; oder mit Marabufedern eingefaßt sind. Überhaupt: Federboas!

»Ich ziehe immer Nachthemden an«, werden Sie sagen, »aber nie im Traum würde ich so was...«

Verbrennen Sie die flanellenen Großmutterdinger, die braven babyhaften Frottepyjamas. Auch das rosa Gesmokte aus reiner Baumwolle. Der gerüschte halbdurchsichtige Babydoll geht gerade noch; er wirkt schüchtern und lieb und regt die Fantasie an. Ja, spielen Sie ruhig mal die Jungfräuliche, indem Sie sich weigern, Ihr Höschen auszuziehen. Er wird sich anstrengen, Sie zu überreden, und wird notfalls seitlich einen Weg daran vorbei finden. Wenn Sie schon eine Weile zusammenleben und -lieben, kann ein bißchen verspielte Perversion ganz köstlich sein. Manchmal wirkt sogar ein züchtig hochgeschlossenes Nachthemd besonders aufreizend...

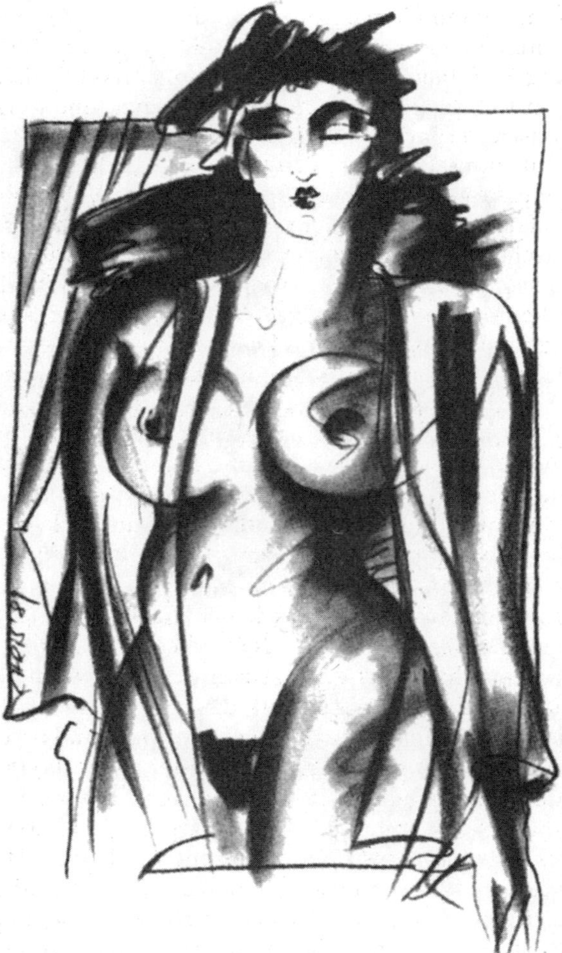

Ein Schlafzimmer zum Lieben – das geheime Refugium

Ein unglaublich reicher und als Don Juan berühmt-berüchtigter Mann, hat mir einmal gestanden, daß er es liebe, sich im Schlafzimmer einer Frau – sogar bei seiner eigenen – als Eindringling zu fühlen. Er würde in einem solchen Schlafzimmer gern victorianische Spitzen und Rüschen und herzförmige Kissen vorfinden, und aus ihrem Bettzeug müßte der zarte Duft ihres Parfums aufsteigen. Er würde sie überraschen, wie sie gerade in ihrem Spitzenkorsett vor dem altmodischen Frisiertisch säße oder in einem seidenen Mieder und altmodischen Unterhöschen vor dem antiken Spiegel stünde, sich die Brüste puderte oder sich mit einer von vielen duftenden Mixturen aus einem Arsenal von Fläschchen und Töpfchen mit silbernen Schraubdeckeln die Arme einriebe. Sie würde so tun, als beachte sie ihn gar nicht, sich aber die Haare von ihm mit einer alten victorianischen Silberbürste glätten lassen, die er selber zu diesem Zweck gekauft hätte.

In jener Traumwelt, in der Geld und Raum kein Thema wären, würde er ein eigenes Ankleidezimmer haben, ein eigenes Badezimmer, ein eigenes Studio. Und zur Schlafenszeit würde er sich zu ihr gesellen, um mit ihr zu schmusen und zu spielen und dann in ihrem luxuriösen Boudoir mit ihr zu schlafen. Bilder aus Tausend-und-einer-Nacht; dicke Orient-Teppiche, Decken, Vorhänge, Felle überall im Raum, ein Nest von bauschigen Kissen mit Laken aus Satin wie in einem Harem. Oder auch ein Wasserbett, das beim Liebesspiel seltsame und wunderbare Reaktionen hervorbringen kann, die manche Leute sehr beglücken. Oder eines jener alten Himmelbetten, oder eine Plüsch-und-Pleurose-, Samt-und-Seiden-Filmstar-Ausstattung à la Hollywood. Da das Geld keine Rolle spielte, könnte es auch ein Römisches Bad gleich nebenan geben, mit Whirlpool und Sauna und vorgewärmten Handtüchern. Und mit einem kleinen Kühlschrank, in dem immer einige Fläschchen Champagner, frisch gepreßter

Orangensaft und – unabhängig von der Saison – frische Erdbeeren stünden – und natürlich Schokoladentrüffel.

Aber auch für uns normale Sterbliche, die nicht so krösushaft reich sind, gibt es ein paar lohnende Investitionen, die einladend wirken, anregen und ›Laune machen‹.

1. Daunendecken und -kissen.
2. Edelste Bettwäsche, die bei jedem Waschen noch glatter und weicher wird.
3. Spiegel, wo es nur geht, und an der Decke Silberfolie.
4. Lampen, die sich dimmen lassen, farbige Tücher, mit denen man die Lampen schummerig und schmeichelnd abdunkeln kann.
5. Rosa Glühbirnen.
6. Ein wahres Potpourri von Kerzen aller Art, auch Duftkerzen.
7. Eine schöne Schale mit Früchten direkt neben dem Bett.
8. Ein stabiles Tablett zum Aufstellen für ein Abendessen oder ein Frühstück im Bett.
9. Eine gute Matratze.
10. Jalousien oder Vorhänge, um das Zimmer abzudunkeln.
11. Gummifüßchen unter dem Bettgestell, falls das Bett auf dem Fußboden verrutschen könnte.
12. Ein kleines Kästchen oder Körbchen mit Sexutensilien, Massageöl und anderen Erotika.
13. Eine große Kiste, um all das hineinzutun, was unordentlich oder brav aussehen würde.
14. Ein Schloß an der Tür.
15. Kork oder Samt als Schalldämpfer, wenn man Geräusche dämmen muß. Auch Musik kann als Geräuschbarriere wirken.
16. Frische Blumen und eine Kristallschale mit Schokoladentrüffeln.
17. Ein Baldachin aus duftigem Gardinenstoff und – falls Sie kein Himmelbett mit Pfosten oder kein Kopfteil an Ihrem Bett haben – vielleicht Handgriffe an der Wand, an denen Sie sich in den Augenblicken höchster Ekstase

(oder um nicht von den seidigen Laken zu rutschen!) festhalten können.

Manche Leute glauben, ein Fernseher im Schlafzimmer sei ein eindeutiges Zeichen dafür, daß es mit der Romantik vorbei wäre. Jemand wie ich allerdings, der wirklich in seinem Bett wohnt, kann sich keinen besseren Platz für den Fernseher vorstellen: Was könnte gemütlicher und intimer sein, als mit dem Liebsten und einem Becher mit leckerem Eis vom Bett aus einen ehrlichen alten Film anzuschauen. Und außerdem gibt es da noch den Videorecorder, der nur darauf wartet, unseren Appetit auf ein bißchen Porno zu befriedigen.

Auch wenn Sie nicht mit einem Mann zusammenleben, sollten Sie den einen oder anderen Luxus für sich allein genießen (besonders die Schokoladentrüffel, die seelischer Balsam bei Liebeskummer sind). Wenn Sie wenig Geld haben, aber genug Zeit, dann sollten Sie sich vom Flohmarkt inspirieren lassen – zu romantischen Verschönerungen durch ein kleines Tischchen vielleicht oder einen hübschen Spiegel, den Sie mit ein paar Spitzen und Rüschen umrahmen. Bauen Sie sich Ihr Nest so sinnlich, wie Sie können, zaubern Sie mit dem Licht. Was halten Sie von einem Klappbett hinter einer verspiegelten Schranktür. Oder vielleicht haben Sie einen kleinen romantischen Balkon? Schicken Sie mal über Nacht die Kinder zum Auswärtsschlafen, bestechen Sie Ihre Zimmergenossin, mit einem Freund zum Camping zu gehen. Parfümieren Sie sich üppig, salben und cremen Sie sich, stellen Sie gelbe Freesien ins Zimmer – und aalen Sie sich in Ihrem Luxusbett, als wären Sie die reiche zukünftige Erbin...

Ihr Körper drückt etwas aus, ob Sie sich nun dessen bewußt sind oder nicht. Wenn Sie Ihre Arme vor der Brust verschränken, signalisieren Sie Abwehr. Nach oben gekehrte Handflächen dagegen vermitteln den Eindruck von Offenheit. Sie berühren Ihren Hals, Ihre Brust oder seine Hand, wenn er Ihnen Feuer gibt, zum Beispiel (die Berührung ist das einzige, was ich wirklich vermisse, seit ich das Rauchen aufgegeben habe). All diese Gesten besagen: »Ich bin interessiert.«

Schade nur, daß auf diesem Gebiet Männer und Frauen nicht gleich beschaffen sind. Ein Mann kann seine sexuellen Absichten unverhüllt signalisieren. Er steht breitbeinig da, den Daumen im Gürtel verhakt, der Zeigefinger deutet abwärts auf die bewußte Stelle, und er versucht Ihren Blick aufzufangen und festzuhalten. Ohne, daß ein Wort gesprochen worden ist, haben Sie seine Botschaft verstanden: »Ich bin scharf. Ich bin ein Mann. Ich warte nur darauf. Ich will dich haben.« Bedauerlicherweise haben sowohl sexuell aggressive Männer als auch der sogenannte *neue Mann* Schwierigkeiten, deutliche Einladungen dieser Art weiblicherseits zu akzeptieren. Es gibt zwar Männer, die auf die Körpersignale einer offensichtlich interessierten Frau mit Erregung reagieren (und auf Desinteresse schließen, wenn keine Ermutigung erfolgt), doch im allgemeinen sollten Frauen feinfühliger und subtiler vorgehen.

Offenes, entspanntes Verhalten signalisiert Bereitschaft. Sie können Ihren Arm reiben. Ihre Brust berühren und auch wie zufällig mal Ihren Busen gegen seinen starken Arm pressen, wenn er Sie unterfaßt, um Sie über die Straße zu geleiten, oder seinem Blick einmal einen Moment zu lange standhalten. Lächeln. Kichern. Schwungvoll die Haare aus dem Gesicht werfen ist wirkungsvoll. Am Stiel des Weinglases spielen. Sich weit nach vorn lehnen. Ihren Schenkel an seinen pressen. Den Kopf kokett auf eine Seite legen. Das ist, was man unter dem altmodischen Begriff Flirt versteht, eine

Kunst, die es längst verdient hätte, endlich wieder in Mode zu kommen. All diese Gesten, von denen Sie sicher eine ganze Reihe unbewußt anwenden, zeigen ihm Ihr Interesse an ihm ... und am Sex. Wenn Sie von sich selber wissen, daß Sie eher steif, verklemmt und verschlossen wirken, sollten Sie sich ganz bewußt bemühen, sich zu lockern und positive Signale auszusenden. Sie sollten nicht mit Ihrem Körper Ablehnung ausdrücken, wenn Ihr Kopf, Ihr Herz und Ihre Libido ja sagen.

Körpersprache innerhalb der eigenen vier Wände

Es geschieht so leicht, daß man im häuslichen Alltag mit seinen Trivialitäten verschlampt – und die sexuellen Antennen für den Mann, den man liebt und mit dem man seit längerer Zeit das Lager teilt, verliert. Alle unbewußten Gesten und jeder Gesichtsausdruck zeigen an, daß Sie in Gedanken und gefühlsmäßig mit anderen Dingen beschäftigt sind. Da müssen Sie vielleicht ganz bewußt etwas unternehmen, um Ihre ›Ausstrahlung‹ zu verändern und Ihr Interesse an Sex erkennen zu lassen, um sein Feuer zu entfachen und ihn daran zu erinnern, wie scharf Sie sein können.

Das Durchblättern von *Playboy* oder *Penthouse* ist eine Art Schnellkurs für Körpersprache. Nicht nur, was die Girls anhaben (oder, was sie ausgezogen haben, wobei sogar das minimalste Bißchen an Ausgezogenheit sexy sein kann), sondern was sie mit ihrem Körper, ihren Beinen machen, die einladende Haltung des üppigen Oberkörpers, die geöffneten Schenkel, die Pfennigabsätze, die Strumpfhalter, Bänder und Schmuck, die Augen, der Mund – alles sagt mehr aus als tausend Worte.

Falls Ihre übliche häusliche Bekleidung aus abgeschnittenen Jeans und T-Shirt besteht oder aus dem bekannten pastellfarbenen plissierten Morgenmäntelchen, sollten Sie Ihren Gefährten lieber nicht gänzlich unerwartet in einer Straußenfederboa und mit schenkellangen Piratenstiefeln überfallen, nur weil Sie so etwas gerade in einem Herrenmagazin gesehen haben. Damit würden Sie ihn nur verschrecken. Ich dachte eher an eine gewisse lässige Zurschaustellung Ihrer Körperlichkeit im Bett oder in einem bequemen Sessel, die höchst aufreizend sein kann. Wenn man die Fantasien der Männer versteht, dann kommt man... wohin man will.

Diese Puppe da, ist sie nicht ein richtiges Sugarbaby? Nicht zu viel Make-up, gerade richtig, üppiges Haar, ein kurzes seidenes Hemdhöschen, das die halbe Brust sehen läßt, ein Bein hoch über das andere geschlagen, signalrot bemalte Zehennägel, die aus zierlichen Satinpantöffelchen hervorschauen, anmutig hochgebogener Spann – ja, das wirkt sexy. Welch eine delikate Position, wenn man dabei noch strickt, fernsieht, ein Buch liest – oder gar eines schreibt –, und was für eine Aufforderung! Und die andere – Veronique –: ein langer schwarzer Handschuh an-, der andere ausgezogen, ein Hauch schwarzer Rüschen, sonst nichts, am braungebrannten Leib. Sie liegt mit dem Gesicht in den Kissen, aber ihre Augen schauen ihn an, ein Bein ist angezogen, und ihr Hinterteil wölbt sich ihm entgegen. Nicht mißzuverstehen, woran sie gerade denkt!

Halbnackt ist geil. Ein Hauch von einem Seidenschal, dessen Fransen gerade die Klitoris streifen. Weiße Strümpfe und Kleinmädchenschuhe – weiter nichts. Ein Perlengürtel und Haut. Sie wissen, daß er nur zu gerne den Voyeur spielt. Daß er Sie gern beobachtet, wenn Sie vor dem Ankleidespiegel stehen und sich beim An- oder Ausziehen betrachten. Oder halb verborgen hinter einem Paravent die Schuhbänder schnüren, ganz langsam die Strümpfe an- oder abstreifen. Für den einen oder anderen Mann müßten Sie sich allerdings vielleicht direkt auf den Fernseher drapieren, damit er Sie wahrnimmt, aber Sie sollten trotzdem nicht versäumen, ein besonderes Parfum anzulegen – es lohnt sich!

Sie lehnen Inszenierungen dieser Art ab, weil Sie sie albern, sexistisch oder neurotisch finden? Sie verschwenden also mehr Gedanken an Ihre Karriere, an Ihre Wohnung als an Ihr Sexualleben? Einem zukünftigen Arbeitgeber würden Sie doch auch keinen bleistiftgeschriebenen Lebenslauf in die Hand drücken, und Ihre Essensgäste wollen Sie doch auch nicht dadurch beeindrucken, daß Sie sie im Glitzerhemdchen begrüßen! Oder?

Mit Körpersprache bringen Sie ohne Worte zum Ausdruck, was Sie wirklich meinen: Ich liebe meinen Körper. Ich habe Spaß an Sex. Ich bin geil. Ich möchte dich lieben.

Wie man eine Feige ißt – Die sinnliche Frau

Für manche Menschen ist Sex eine ziemlich simple Angelegenheit: durch Penetration und Reibung wird ein Orgasmus herbeigeführt. Für andere bedeutet Sex Macht, Sicherheit, Geld... oder die Bestätigung der eigenen Anziehungskraft. Oft ist Sex auch einfach ein intimer Liebesbeweis. Für jeden von uns kann Sex außerdem einfach Spaß bedeuten – außerordentliches sinnliches Vergnügen.

Es gibt sicher Menschen, die eine angeborene Sinnlichkeit haben. Sie schweben ständig ganz von allein in den Sphären alles Schönen; sie geraten in Verzückung über Blumendüfte, fallen fast in Ohnmacht über einen Sonnenuntergang, schwärmen vom Duft frisch gemähter Wiesen, sind überhaupt süchtig auf Düfte aller Art, entdecken Himbeergeschmack in normalem Wein, brechen bei Chopinmusik in Tränen aus und weisen andere auf die Romantik des Hufgetrappels auf dem Straßenpflaster hin, wenn ein Polizeipferd durchgeht. Doch die meisten Menschen brauchen eher etwas Stimulation für ihr Empfindungsvermögen. Wir sind oft zu beschäftigt, zu sehr Kopfmenschen, als daß wir unsere gefühlsmäßigen Reaktionen beim Berühren mancher Gegenstände oder beim feinen Duft, der in der Luft spürbar ist, bemerken würden. Wir sehen eine Rose, ohne je davon zu träumen, daß sie niemals aufhören möge, ihren Duft zu verströmen. Wir liegen im Bett, liebkosen einander, aber bleiben nie lange gefesselt von der Hautnähe des anderen, nehmen nicht wahr, wie unterschiedlich die Haut riecht, je nachdem, ob wir in der Sonne gelegen oder schwer gearbeitet haben oder ob wir frisch gebadet sind; wie die Haut sich an den zarten Innenseiten anfühlt, wie an den haarigen, rauhen Stellen, wie an stahlharten Muskeln, knochigen Partien, an unserer Wange, an der Zunge, an den Lippen, an den Fingerspitzen; die Wärme seiner Haut im Vergleich zur eigenen Wärme, sein Gewicht, wenn er sich an Sie preßt...

Bei den meisten Menschen ist der Gesichtssinn ziemlich gut entwickelt. Wir treffen unsere primären *romantischen Entscheidungen* aufgrund visueller Eindrücke, noch ehe die Ohren und das Gehirn reagieren, aber im Bett fallen auch noch die Augen zu und aus – entweder vor Bescheidenheit oder in der Ekstase schließen sich die Lider. Die Nase ist verschüchtert, das Gehör gedämpft und der Mund ist manchmal so beschäftigt, daß er keine Gelegenheit zum Schmecken hat.

Hier die Gesellenprüfung in Sachen Sinnlichkeit: Wir lernen, wie man eine Feige ißt.

1. Kaufen Sie eine frische, reife Feige, wobei es keine Rolle spielt, ob es eine grüne oder eine blaue ist! Schauen Sie sich die Außenhaut genau an, all die Falten und Muster, die sie hat. (Da es nicht zu jeder Jahreszeit frische Feigen zu kaufen gibt, werden Sie nun aber hoffentlich nicht so lange warten, bis es welche gibt, und bis dahin darauf verzichten, lustvollen Sex zu genießen.)
2. Schneiden Sie die Feige am Stielende kreuzweise ein. (Dieses Kreuz hat keine religiöse Bedeutung, und falls Ihnen ein Kreuz zu sehr gegen den Strich geht, dann schneiden Sie die Feige in Gottes Namen sternförmig ein. Ein Halbmond wird möglicherweise nicht gelingen, Hammer und Sichel ebensowenig.)
3. Drücken Sie die Feige zwischen den Fingern, bis sie sich öffnet wie ein Blütenkelch!
4. Betrachten Sie den erstaunlichen Kontrast zwischen dem wenig aufregenden Äußeren der Haut und dem überraschenden Aufleuchten der verschiedenen Rosatöne des Fruchtfleisches!
5. Riechen Sie an der Feige! Der Duft ist köstlich und sehr zart, einzigartig – eben Feigenduft. Riechen Sie noch einmal daran!
6. Kosten Sie nun die Feige, lecken Sie daran! Auch der Geschmack ist köstlich und sehr fein. Und stimmt wunderbar überein mit dem Aussehen der Feige. Lecken Sie noch einmal daran!

7. Drücken Sie die Feige gegen Ihre Lippen! Reiben Sie sie gegen Ihr Kinn! Wie gefällt Ihnen die feuchte Klebrigkeit? Lecken Sie Ihre Finger ab. Es macht Spaß, so herumzusauen, oder?
8. Beißen Sie in die Feige hinein, essen Sie ein Stückchen! Noch einen Biß! Lassen Sie ihn auf der Zunge. Kosten Sie die Süße, den herben Beigeschmack! Spüren Sie die Gewebestruktur der Feige – das ist schon was ganz anderes als Pizza, nicht wahr? Und auch als ein Lammkotelett, oder? Es ist eben Feige. Schmecken Sie den einzigartigen Feigengeschmack!

Auf diese Weise sind Sie nun in den vollen Genuß einer Feige gekommen. Machen Sie weitere Übungen zur Schärfung Ihrer Sinneswahrnehmungen:

1. Gehen Sie in eine Bäckerei, in der noch wirklich Brot gebacken wird!
2. Reiben Sie Ihre Haut mit Kakaobutter ein!
3. Mahlen Sie ein paar Kaffeebohnen und genießen Sie den Duft!
4. Suhlen Sie sich in frisch gewaschener und gebügelter Bettwäsche!
5. Stecken Sie Ihr Gesicht in eine Pfingstrose!
6. Reiben Sie eine frische, aufgeschnittene Pfefferschote gegen Ihre Lippen!
7. Halten Sie ein eiskaltes Glas an Ihren Mund!
8. Zerreiben Sie ein Zweiglein frischen Rosmarin an der Innenseite des Handgelenks!
9. Gehen Sie in eine Drogerie oder eine Parfümerie und riechen Sie an allen Seifen, um herauszufinden, welcher Duft Ihnen am besten gefällt!
10. Schnuppern Sie an Ihrer eigenen Haut, nachdem Sie in der Sonne gelegen haben!
11. Gehen Sie in einen Kräuterladen und atmen Sie tief ein!
12. Gießen Sie etwas Birnen- oder Himbeergeist in ein Glas – riechen Sie daran –, dann kosten Sie mit der Zungenspitze den Geschmack!

13. Schauen Sie Ihrem Liebsten verkehrt herum ins Gesicht!
14. Lecken Sie an der Schale einer ungespritzten, abgewaschenen Orange.
15. Lieben Sie sich in totaler Finsternis! Tasten Sie sich mit den Fingern voran, ohne zu wissen, wohin Sie gelangen! Gleiten Sie über die zarten Stellen zu den rauheren und wieder zu den glatten! Tasten Sie sich vor bis in seine feuchte Mundhöhle! Machen Sie das Gleiche bei sich selbst – auch im Dunkeln!
16. Lieben Sie sich tagsüber in der freien Natur! Atmen Sie den Duft von Gras und Erde. Riechen Sie Ihren eigenen Körpergeruch! Schauen Sie, wie die Wolken ziehen!
17. Lecken Sie an seinen Ellenbogen, seinen Knien!
18. Genießen Sie die Glätte seines Körpers, nachdem Sie ihn von oben bis unten mit Babypuder eingerieben haben!
19. Nehmen Sie seinen Schweißgeruch wahr, nachdem Sie miteinander geschlafen haben! Atmen Sie ihn ein!
20. Nehmen Sie Ihre Brüste in die Hände und spüren Sie ihr Gewicht!
21. Suchen Sie die Stelle Ihres Körpers, an der sich Ihre Haut am zartesten anfühlt!
22. Spielen Sie mit den Haaren, spüren Sie die Elastizität! Ihre und seine.

**Ein Dutzend wunderbarer Dinge,
die Sie mit Ihrem Mund machen können.**

1. Eine Passionsfrucht auszutscheln.
2. Einer Weintraube mit den Zähnen die Haut abziehen und sie zerkauen.
3. Das besondere Aroma einer selbstgemachten Mayonnaise kosten.
4. An seinen Fingern lecken.
5. Seine Finger schmecken, nachdem er Sie liebkost hat.
6. Bananen mit Speck und Erdnußbutter kosten.
7. Schokolade auf der Zunge zergehen lassen.
8. Einen guten Wein im Glase schwenken, daran riechen,

einen Schluck nehmen, ihn eine Weile hinten im Mund behalten und die Luft einziehen.

9. Kleine Kügelchen roten Kaviars auf der Zunge zerplatzen lassen.
10. Frische Lychees aus der Schale drücken und ganz langsam verspeisen.
11. Lakritze kauen, ihren einzigartigen Geschmack kosten und hinterher den dunkel verfärbten Mund inspizieren.
12. Brombeeren pflücken, eine Pastete damit füllen, die man dann mit Leuten verspeist, die man mag.

Was ist das eigentlich – ein(e) fabelhafte(r) Geliebte(r)?

Er:

Sie hat Spaß an der Liebe. Sie konzentriert sich voll und ganz – auf mich – auf uns. Ich spüre sie. Sie kann aggressiv sein. Sie kann auch passiv sein. Ja, aufregend passiv zeitweise. Sie kann wild und animalisch sein, zärtlich, voller Liebe. Manchmal spüre ich, wenn sie mich anschaut, daß sie an Sex denkt, daß da Lust ist und Begierde, aber ich spüre auch, daß es sich auf uns beide bezieht. Sie ist voller Hingabe und gibt die wunderbarsten Laute und Töne von sich. Ich weiß immer, was sie gern hätte. Manchmal ist sie schon animiert, noch bevor ich sie angerührt habe, aber ihr Bedürfnis und ihr Verlangen nach Liebe sind keineswegs ständig an mich herangetragene Forderungen. Sie ist nicht schlecht gelaunt und fühlt sich auch nicht abgewiesen oder macht mir Schuldkomplexe, wenn ich mal zu erschöpft oder gedanklich anderweitig beschäftigt bin, um mit ihr zu schlafen. Und sie ist mir gegenüber sehr behutsam, wenn sie einmal nicht in Stimmung ist. Sie hat eine erstaunliche Fähigkeit, sich fallenzulassen, offen zu sein, ihre Wünsche zu zeigen. Ich liebe es sehr, sie zu beobachten, wenn sie sich gehenläßt, ihrer Sexualität freien Lauf läßt. Sie kommt leicht zum Orgasmus – manchmal so oft und so stark, daß ich mich wie *Supermann* fühle. Sie kann mutwillig und albern und lustig sein. Sie bringt mich sogar im Bett zum Lachen und macht mich verrückt mit ihrer Leidenschaft. Sie ist grundsätzlich bereit, alles wenigstens einmal auszuprobieren. Ihre Fantasien sind aufregend, und ich liebe es, sie mit ihr in die Tat umzusetzen. Sie macht das Gleiche auch mit mir: Sie kommt unerwartet in mein Büro und überrascht mich damit, daß sie splitternackt ist unter ihrem Trenchcoat, oder sie wickelt mein Geburtstagsgeschenk in die berühmte Mittelseite eines Herrenmagazins ein.

Sie:

Er liebt die Frauen. Er ist so eine Art Weiberheld, aber ich habe immer das Gefühl, daß ich für ihn im Mittelpunkt stehe. Ich spüre, er ist wirklich auf mich bezogen, ist ganz hier, bei mir; mein Körper, mein Mund, ich bin es, die ihm Vergnügen bereitet. Ich muß nichts vor ihm verbergen. Ich kann so wild und scharf und liebevoll und verletzlich und verrückt sein, wie ich möchte. Er ist außergewöhnlich sinnlich; er liebt meine Haut, meinen Körper, liebt und merkt Gerüche... Er gibt mir das Gefühl, Nektar und Ambrosia für ihn zu sein. Er muß tausend Hände haben; sie sind überall, so geschickt, so voller Überraschungen. Mit ihm erlebe ich sexuelle Höhepunkte, wie ich sie noch nie vorher erreicht habe. Mit seinen Lippen, seiner Zunge, seinen Zähnen – seinem Atem sogar – ruft er in mir Reaktionen hervor, die mich verwundern. Und nichts macht ihn selber mehr an als die Intensität meiner Erregung. Oft läßt er sich – selbst wenn er nicht von sich aus scharf ist – durch mich sexuell anregen, und es macht ihm nichts aus, meine Fantasien mitzuspielen oder mich in seine einzubeziehen. Er liebt die Intimität, hat keine Angst, sich gehenzulassen, sich schwach zu zeigen, auch völlig passiv zu sein. Er ist ein Weltmeister im Küssen. Er liebt es zu knuddeln und ist ein unverbesserlicher Schmuser. Er macht mir Spaß und ist spaßig, ist verspielt, erfindungsreich, neugierig. Und er kann weinen. Manchmal, wenn er an etwas Trauriges erinnert wird, wenn ihm etwas leid tut oder auch vor Freude. Er ist romantisch und rücksichtsvoll, und er will und braucht mich.

Landkarte der weiblichen erogenen Zonen

Die machtvollste erogene Zone des gesamten Körpers ist eindeutig das Gehirn. Es kann herrisch sein, hoffnunglos starsinnig, pervers. (Alles, was Sie in diesem Buch lesen, dient der Absicht, jegliche bigotten oder anti-erotischen Anwandlungen aus Ihrem Gehirn zu vertreiben.) Zuallererst sollten Sie aber über Ihre Anatomie Bescheid wissen.

Die Ohren · Das Abschlecken der Ohren mit nasser Zunge ist längst nicht so wirkungsvoll, wie allgemein behauptet wird. Aber zärtliches Spiel mit den Lippen, ein wenig Knabbern und leichtes Eindringen mit der Zungenspitze – das kann schon die Erregung steigern.

Die Augenlider · Erogen. Jawohl. Und auch der sogenannte Wimpernkuß ist aufregend.

Die Finger und die Zehen · Sie sprechen an auf Lecken und Saugen, sollen aber bei Frauen nicht ganz so sexuell empfindlich sein wie bei Männern.

Die Ellenbeugen, die Handgelenke und die Knie · Küssen und Lecken wird als reizvoll empfunden und kann die Vorstellung auslösen, Ihr Liebhaber hätte eine geheime Körperöffnung entdeckt.

Die Handflächen · Jawohl. Besonders empfänglich für feuchte Küsse.

Die Unterarme, besonders die Innenseite · Manchmal wird Druck als sehr schön empfunden, aber auch festes Streicheln und sanftes Knabbern.

Die Haut · Federleichtes Berühren überall, zartes Streicheln, Nachziehen der Körperkonturen, als wolle er mit den Fingern Ihren Umriß zeichnen, was Ihnen Schauer des Entzükkens über den ganzen Körper jagt. Im richtigen Augenblick – mit dem richtigen Mann – kann das bei mancher Frau einen wahren Flächenbrand von Kopf bis Fuß entfachen.

Das Hinterteil und die Innenseiten der Schenkel · Abwechselnd festes und sanftes Streicheln, rhythmisches Kreisen, aber auch Kneifen kann Sie auf der Stelle anheizen. Versuchsweise Berührungen der Schenkel und scheinbar zufälliges Streifen der Scham wirken elektrisierend.

Die Schamlippen und ihre nächste Umgebung · Eine konzentrierte Ansammlung von Nervenenden macht diese Gegend zur heißen Quelle.

Der Venushügel · Fester Druck mit der gesamten Handfläche kann extrem erregen, besonders, wenn der Daumen dabei die Klitoris berührt.

Der After · Für die einen ist einfaches Berühren schon sehr aufregend, für andere bedeutet die Penetration das Nonplus-ultra.

Der Hals · So ein Knutschfleck elektrisiert beide – Männer wie Frauen.

Der Mund · Küssen, Beißen, Necken, Erkundungen, Vorstöße... Ihn lieben mit dem Mund – all das kann hocherotisch sein.

Die Brüste und Brustwarzen · Berühren, Lecken, Knabbern, Saugen, Küssen und Quetschen – ob sanfter oder stärker, je nachdem was eine Frau (und das ist bei jeder anders) am erotischsten findet. Es gibt Frauen, die allein durch das Spiel an den Brustwarzen zum Höhepunkt kommen.

Der G-Punkt · Der besonders empfindliche Bereich an der vorderen Scheidenwand reagiert auf Stöße und auf Druck. Die Sexualwissenschaftler streiten sich noch darüber, aber Frauen, die ihren G-Punkt spüren, bedürfen keiner Beratung mehr. (Siehe Seite 96–97).

Die Klitoris · Jawohl, sie ist so winzig und so scheu (und zieht sich gern zurück, wenn's zu heiß wird), dennoch dient sie nur einem einzigen Zweck in diesem Leben – der Lust. Haube, Eichel, Schaft, meist durch die kleinen Schamlippen (Labia minora) verborgen, bilden die Klitoris, die im vorderen Bereich der Vulva zu finden ist. Die Myriaden von Nervenenden darin machen sie zum höchstempfindlichen Punkt Ihres Körpers (und manche Frauen scheinen sogar Mega-Myriaden von Nervenenden darin zu haben). Bei Erregung vergrößert sich der Schaft, das Blut strömt hinein und macht den gesamten Beckenbereich zur Lustzone.

Trainingsanleitung für die Kegel-Übungen

Ein Freund, der es wissen muß, hat mir versichert, daß alle Frauen diesen Muskel haben, der nach Dr. Kegel, einem mutigen Gynäkologen, benannt worden ist, der beinahe einmal einen Finger eingebüßt haben soll, als er den Vaginalbereich einer Patientin untersuchte, deren Muskel zu einer extrem starken Anspannung fähig gewesen ist. (Dabei hatte das Ganze mit Sex nichts zu tun.) Dr. Arthur Kegel kam dabei jedoch auf die Idee, daß das Anspannen und wieder Loslassen des Beckenbodenmuskels eine Methode zur besseren Beherrschung des Harnabgangs bei Inkontinenz darstellt.

Es handelt sich jedenfalls um jenen Muskel, den Sie anspannen sollten, wenn Sie sich selber zum Orgasmus bringen möchten (na ja, es heißt, einige Frauen sollen es können und zu diesem Zweck anwenden), derselbe Muskel, den man anspannt, wenn man bei einer Vaginaldusche das Wasser festhalten will; der Muskel, den Sie anspannen, um seinem Penis einen oder zwei Kicks zu geben, wenn es ihm kommt. Tatsächlich haben Versuche erwiesen, daß die Kraft dieses Beckenbodenmuskels in der Lage ist, orgasmische Reaktionen hervorzurufen.

Als erstes sollten Sie natürlich herausfinden, wo Sie diesen Muskel haben. Stecken Sie einen Finger in die Vagina und versuchen Sie, ihn einzuzwicken. Ja, spannen Sie den Beckenbereich richtig an. So, jetzt wissen Sie's. Sie sind sich nicht ganz sicher? Dann brauchen Sie ein wenig Nachhilfe (ausführlicher nachzulesen zum Beispiel in Lonnie Barbachs Buch ›For Yourself‹ und ›The G-Spot‹ von Ladas, Whipple und Perry – oder anderen Ratgebern dieser Art).

Es geht ohne Trikot, ohne Legwarmers und ohne Bodenmatte. Selbst Discomusik brauchen Sie nicht dazu. Jederzeit und allerorts können Sie ihn anspannen und entspannen, wie Kegel es vorschreibt: drei Sekunden an-, drei Sekunden entspannen, das Ganze jeweils zehnmal. Sie können es tun, wenn Sie am Schreibtisch sitzen, in der Leihbücherei, am Zeichenbrett, beim Autofahren oder in der Badewanne. Falls Sie es hundertmal zehnmal drei Sekunden schaffen, sind Sie olympiareif.

Jeder Mensch reagiert positiv auf eine warme und freundschaftliche Umarmung. Auch sein *Prachtstück* wird es Ihnen danken, wenn Ihr gut trainierter Beckenbodenmuskel in der Lage ist, sich auf Ihr Kommando anzuspannen. Schnelles, leidenschaftliches Zudrücken während seines Orgasmus kann ihn in Ekstase versetzen. Und eine besser trainierte Beckenmuskulatur wird auch Sie selbst glücklicher machen.

Wenn man selbst seine beste Freundin ist – Masturbation

Lieben Sie sich selbst genug? Was denken Sie wirklich über Selbstbefriedigung? Machen Sie folgenden Test! Suchen Sie die Antworten heraus, die auf Sie am ehesten zutreffen.

Ich masturbiere nicht/selten/oft/immerzu.
Die Gründe:

a) Weil es für eine Bildhauerin unmöglich ist, mit Haaren an den Händen zu arbeiten.
b) Weil ich schon übergenug vom Sex habe und bekomme.
c) Weil ich noch auf den Mann meiner Träume warte, der mir dann zeigen wird, wie ich's machen soll.
d) Weil meine Mutti immer mit mir geschimpft hat, wenn ich da unten an mir rumzufummeln anfing.
e) Weil ich nicht riskieren will, wegen der paar heißen Augenblicke mein Leben in der Klapsmühle zu verbringen.
f) Weil ich eine aufrechte und gehorsame Bürgerin bin.
g) Weil mein Liebesleben so toll ist und ich so oft Sex habe, daß ich gar nicht genug davon bekommen kann.
h) Weil ich es mir allein besser machen kann als irgend jemand sonst.
i) Weil ich schon sehr kurzsichtig bin und nicht ganz blind werden möchte.
j) Weil ich es hasse, mich ganz allein mit mir selbst zu vergnügen.
k) Weil ich es grundsätzlich hasse, mich zu vergnügen.

Auswertungsschema (von Experten angefertigt):

a), e), i) – Wenn Sie zugehört hätten, was Dr. Ruth (Ruth Westheimer gibt im amerikanischen Fernsehen Auskunft auf Sexualfragen. Anm. der Übersetzerin) und andere bekannte Sexualwissenschaftler in den letzten 20 Jahren öffentlich dazu gesagt haben, müßten Sie wissen, daß Masturbation in keinem Fall zur Erblindung, verstärktem Haarwuchs in den Handflächen oder zur Geisteskrankheit führen kann.

b) – Wie schön für Sie. Mehr Sex, als Ihnen lieb ist. Das ist nur leider ein wenig weniger angenehm als aller Sex, den man sich wünschen kann. Sie sollten allerdings wissen, daß Männer wie Frauen, die ihre sexuelle Partnerschaft als sehr befriedigend bezeichnen, dennoch gern masturbieren.

c) – Ein guter Liebhaber kann Sie zwar über Ihren eigenen Körper vieles lehren, was Sie selber nicht wissen. Aber, weshalb darauf warten? Entdecken Sie Ihre eigenen Lustauslöser; dadurch werden Sie die Zeit, die Sie allein sind, glücklicher verbringen und auch später eine hingebungsvollere Geliebte sein.

d) – Wirklich? Wie alt sind Sie denn? 23, 24 oder 42? Putzen Sie sich auch jeden Tag gründlich die Zähne, trinken Sie täglich drei Gläser Milch und ziehen Sie sich in der Wohnung immer sofort die Puschen an, wie Mami es gesagt hat? Möglicherweise macht es sich übrigens auch Mami inzwischen selbst!

f) – Selbstbefriedigung ist weder in der Bundesrepublik noch in Bayern, noch in einem der über 50 Staaten der USA gesetzeswidrig oder gar strafbar.

g) – Kein Wunder, wenn Sie häufig masturbieren, dennoch würde ich es nicht als zwanghaft bezeichnen. Das Motto dieses Buches heißt: »Zuviel von etwas, was guttut, ist immer noch nicht genug!«

h) – Bravo! Doch es gibt keinen Grund dafür, daß Sie Ihr Können nicht dazu benutzen sollten, ihm zu zeigen, was Ihnen Spaß macht.

j) – Stimmt, beim Wohlbefinden verhält es sich genau umgekehrt wie beim Leid: Geteiltes Wohlbefinden ist doppeltes (nicht halbes). Masturbieren mit einem Freund macht doppelten Spaß. Wenn Sie aber mal vergleichen, wie albern es ist, ohne Partner Tango zu tanzen, dann sollten Sie froh sein, daß Selbstbefriedigung nicht nur mit Partner Spaß macht.

k) – Sie haben den ersten Preis gewonnen! Selbstbefriedigung bereitet Vergnügen. Das würde Ihnen gegen den Strich gehen. Es ist, als würden Sie sich selbst eine Reise nach Paris gönnen oder einen Pelzmantel. Nur kostet es nichts. Also, fühlen Sie sich ruhig schlecht, wenn es das ist, was Sie glücklich macht.

Es gibt Frauen, die unbekümmert, fröhlich und häufig masturbieren, ganz gleich, ob sie neben sich einen Partner haben oder nicht oder ob sie zur Zeit ein erfülltes Liebesleben haben oder nicht. »Ich weiß gar nicht, wann ich zum erstenmal festgestellt habe, wie wundervoll das ist«, hat mir eine Freundin anvertraut. Doch es gibt Frauen, die sich selbst nie berühren können, ohne dabei immer – insgeheime und unausgesprochene – Scham- oder Schuldgefühle zu haben. Es gibt Frauen, die nur zu Zeiten, in denen Ihnen ein erotischer Spielkamerad abgeht, Hand an sich selber legen. Und manche Frauen verschließen sich derart gegenüber allen erotischen Empfindungen, daß sie weder masturbieren können noch wollen und auch selten oder nie zum Orgasmus kommen, sei es nun mit Liebhaber oder ohne – bei Selbstbefriedigungsversuchen.

Ich bin nicht sicher, ob eine leidenschaftliche, leicht schlüpfrige und schmerzhafte Anleitung zu lustvollem Sex – wie es dieses Buch sein soll –, einer Frau aus jahrzehntelanger Prüderie oder negativer Einstellung heraushelfen oder tiefe emotionale Verkrustungen und sexuelles Fehlverhalten lösen kann. Da hilft wohl auch keine oberflächliche Betreuung durch einen kompetenten Therapeuten, aber viele Frauen können durchaus davon profitieren, wenn Sie an Übungen für besseres Körperbewußtsein teilnehmen. Sicher ist es möglich, einfach dadurch attraktiver zu wirken, daß man sich so verhält, als wäre man attraktiv, und wenn man die Verhaltensweisen und Gewohnheiten schlanker Leute nachmacht, dann wird man auch anfangen abzunehmen. Wenn dieses Buch Sie dazu anstachelt, sich wirklich auf die Erforschung Ihrer eigenen Sexualität einzulassen, dann werden Sie vielleicht feststellen, daß es befreiend ist, wenn Sie aus einem sexuellen Blickwinkel heraus agieren, sich dementsprechend kleiden, auftreten und Ihre Wahrnehmungen dafür schulen. Lernen Sie, für sich selbst, Ihr sexuelles Potential zu entfesseln, indem Sie masturbieren. Und jenes Vertrauen, jene Zufriedenheit, die Ihnen immer so unerreichbar schienen, werden näherrücken, greifbar werden.

Machen Sie mit sich selbst ein Rendezvous aus. Überlegen Sie sich einen günstigen Zeitpunkt, wenn keiner im Haus ist, der Sie stören könnte, und wenn Sie keine anderweitigen Verpflichtungen haben. Stellen Sie sich vor einen Spiegel und betrachten Sie Ihre Genitalien.

Berühren Sie sie! Untersuchen Sie alle Bereiche, um herauszufinden, wo die empfindlichsten Punkte sind. Machen Sie die Kegel-Übungen. Streicheln Sie all Ihre erogenen Zonen, als wären Sie Ihr eigener Liebhaber (aber auch Ihr bester Freund). Nehmen Sie Öl – egal, ob Kokos-, Mandel-, Pflanzenöl – oder auch Spucke, um das Genitalgewebe anzufeuchten, während Sie ausprobieren, welche Berührungen und Druckstärken eine Reaktion hervorrufen.

Was Sie dabei empfinden sollten? Wärme. Und innendrin sollten Sie naß werden. Das Blut strömt in den Beckenbereich. Ein Kitzel, ein Prickeln, immer stärker werdende Reize... »Manche Frauen empfinden – ganz im Gegensatz zu ihrer intellektuellen Akzeptanz der Masturbation – jedesmal Ekel, Scham oder Schuldgefühle und ein anhaltendes Unwohlgefühl«, schreibt Lonnie Barbach in ›For Yourself‹. Sie rät, diese Empfindungen übertrieben auszuspielen, denn das sei ein Weg, sich davon zu befreien.

Wenn Sie zu den Frauen gehören, die aufgehört haben zu masturbieren, seit Sie erwachsen geworden sind, oder falls Sie vergessen haben, wie angenehm es ist, erotisch ›autark‹ zu sein, und vielleicht gern ein bißchen Nachhilfe bekommen würden, um eine späte Renaissance zu erleben, dann ist es an der Zeit, sich diese Kunst wieder anzueignen.

Sie müßten jetzt soweit sein, daß Sie Lust haben, sich selbst zu feiern, vor allem, nachdem Sie wissen, daß es weder illegal ist, noch amoralisch – und auch nicht dick macht!

Natürlich kann Selbstbefriedigung ein kurzer, heißer Akt sein, ein schneller Höhepunkt, Befreien von Streß oder Anspannung. Und ein wunderbar einschläferndes Mittel, so richtig entspannend, wenn man nicht einschlafen kann (und viel gesünder als Schlaftabletten). Doch sollten Sie es aus reinem sinnlichen Vergnügen tun. Stellen Sie das Telefon ab! Zünden Sie für sich ganz allein eine Kerze an, nehmen Sie die seidenen Bettücher und – wenn Ihnen danach zumute ist – stellen Sie eine ›sexy Music‹ an. Trinken Sie ein Gläschen Wein! Reiben Sie sich mit Mandelöl ein, und lesen Sie ein Kapitel aus der ›Geschichte der O.‹. Oder steigen Sie in ein duftendes Schaumbad. Erforschen Sie Ihren Körper! Stellen Sie fest, was Sie mit der Handdusche an den verschiedenen Stellen des Körpers hervorrufen können. Richten Sie den Strahl auf Ihre Brüste, an die Innenseite der Schenkel, auf den Kitzler.

Kaufen Sie sich ruhig einen Vibrator. Oder gehen Sie zumindest einmal in einen Sex-Shop, und schauen Sie sich dort die verschiedenen Modelle an. Manche Frauen erleben mit dem Vibrator, den sie im Bereich der Klitoris anwenden, die stärkstmöglichen Orgasmen... mehrfache, immer wieder aufwogende Explosionen. Andere finden die zu direkte Stimulierung unerträglich, aber sanfte Berührungen der Brüste, der Pobacken, der Schenkel und des Schambeins sind eine beginnende Stimulation für das, was die Finger dann zu einem schnellen Orgasmus vollenden. Aber, bitte, daran denken: Der Vibrator gehört nicht in die Badewanne!

Wenn der Vibrator und leicht schlüpfrige Romane im Moment die einzigen sexuellen Stimulantien Ihres Lebens darstellen, sollten Sie den Vibrator vielleicht lieber etwas sparsamer und abwechselnd mit anderen Masturbationstechniken einsetzen, da es passieren kann, daß Sie nach diesem Apparat und seiner intensiven Stimulierung richtig süchtig werden und schließlich befürchten, auf keine andere Weise mehr zum Höhepunkt zu gelangen.

Es gibt unendlich viele Möglichkeiten zu masturbieren. Falls also Ihre Lieblingsmethode im folgenden nicht genannt wird, sollten Sie sich daher weder abartig noch anomal vorkommen. Freuen Sie sich lieber, daß Sie so kreativ sind!

1. Sie liegen auf dem Rücken und bedienen sich Ihrer Finger, um die Klitoris zu stimulieren und um eventuell in die Vagina einzudringen.
2. Sie geben sich einer sexuellen Fantasievorstellung hin. Selten zwar, aber immerhin verbrieft ist, daß einige Frauen allein durch Fantasie zum Orgasmus kommen.
3. Sie pressen die Beine fest zusammen.
4. Die Klitoris wird stimuliert, während gleichzeitig ein Gegenstand in die Vagina eingeführt wird.
5. Im aufrechten Sitzen werden die durch die Kegel-Übungen trainierten Beckenbodenmuskeln angespannt und losgelassen.
6. Auf dem Bauch liegend reiben Sie sich an den Laken, den Bettdecken oder an einem Kleidungsstück.
7. Irgendeine dieser Methoden oder alle zusammen mit einer Sexfantasie. Wenn Ihnen die immer gleiche alte Fantasievorstellung zum Hals heraushängt, sollten Sie mal Nancy Fridays ›My Secret Garden‹ oder ›Forbidden Flowers‹ durchblättern.
8. Richten Sie den Wasserstrahl im Whirlpool auf die Gegend um Ihren Kitzler. Wenn Sie nackt baden, genügt auch schon der weniger harte Strahl des Wasserzulaufs in einem normalen Swimmingpool.

Zeigen Sie Ihrem Liebhaber Ihre Masturbationstechniken. Dadurch kann er nicht nur lernen, was Ihnen Spaß macht, sondern es kann auch für ihn äußerst erregend sein, Ihnen dabei zuzuschauen. Und lustbringend für Sie beide!

Und noch eines sollten Sie bedenken: Das Beste an der Selbstbefriedigung ist, man muß sich vorher nicht erst besonders zurechtmachen, weil es ganz gleich ist, wie man aussieht, wenn man ganz allein mit sich ist.

Manche Männer sind derart auf ihren Penis fixiert, daß sie nur den Kopf schütteln und keine Ahnung haben, wovon man spricht, wenn man sie nach ihren erogenen Zonen fragt. Sie küssen, weil sie gehört haben, daß Frauen es gern mögen. Sie grabschen und tatschen und zwicken und drücken an einem herum in der Hoffnung, dabei den magischen Schaltknopf zu treffen, aber ohne jede tiefere Freude, weil ihnen selten wohl Berührungen, Küsse und Liebkosungen wenig bedeuten. Wie auch alles andere für sie nicht zählt, was nicht direkt zwischen ihre Beine zielt – auf jenen allmächtigen Penis nämlich (Mehrzahl: Penes oder Penisse, wobei damit nicht gesagt ist, daß einer tatsächlich zwei brauchen könnte, wenn er schon den einen, den er hat, so mächtig anbetet). Tatsächlich ist körperliche Intimität – Berührungen, Küssen und Liebkosungen, nach denen es die meisten Frauen so sehr verlangt – für manche Männer extrem störend. Sie bereitet ihnen Unbehagen. Ab einem gewissen Alter besteht keine große Hoffnung mehr, bei Männern diesen traurigen Zustand ändern zu können. Man kann aber lernen, damit zu leben, wenn man sich auf die anderen Vorzüge konzentriert, die er hat. Da man vieles für andere nur deshalb tut, weil man möchte, daß es einem selbst getan werde, muß man diese Vorstellung ein bißchen zurechtrücken. »Ich verspreche, dich nicht mit meinen Liebkosungen zu belästigen, wenn du mich dafür ganz ausgiebig streichelst«, könnten Sie zum Beispiel mit ihm ausmachen.

Glücklicherweise sind aber viele Männer ebenso empfindlich für Berührung und genauso gesegnet mit höchst erregbaren erogenen Zonen wie die meisten Frauen. Sie seufzen vor und lechzen nach Lust, sie lieben die Schauer der Erregung beim Berühren der Lippen, der Zunge, der Zähne und der Finger, und sie lieben gezielte Liebkosungen der Ohren, der Augenlider, des Nackens, der Zehen, der Finger, der Unterarme, der Schenkelinnenseiten, der Kniekehlen und der Pobacken. Und was ist mit den Brustwarzen? Manche Männer finden das Spielen an ihren Nippeln eher lästig. Andere müssen das erotische Potential, das darin liegt, erst noch entdekken. Und wieder andere empfinden es als ausgesprochen erregend, wenn ihre Brustwarzen sehr stark – fast schmerzhaft – gequetscht und gedrückt werden. Insgesamt gesehen, möchten die meisten Männer gern härter angefaßt werden und hätten die Liebkosungen gern viel fester, als man es für möglich hält. Experimentieren Sie! Ich habe nie behauptet, es würde alles ganz von allein und ganz einfach klappen, aber es ist die Anstrengung wert. Und das Entdecken, Erforschen macht Spaß.

Ein Penis unterscheidet sich von einem anderen nicht nur in bezug auf Größe, Länge und Dicke. Auch der Erektionswinkel und der Rhythmus, der den Orgasmus bestimmt, sind von Mann zu Mann anders. Manche Schwänze erscheinen eher zusammengerollt, andere ›schielen‹ nach rechts oder nach links. Auch die Empfindlichkeit dieses erotikgeladenen Organs ist recht unterschiedlich. Der empfindlichste Teil ist sicher der Kopf des Penis, auch als Eichel bezeichnet, und dann der Rand, an dem der Kopf in den Schaft übergeht, und dort besonders die vertikale Hautfalte auf der Unterseite, die Kopf und Schaft verbindet – das Frenulum –, aber auch der Rift, der entlang der gesamten Unterseite des Penisschaftes verläuft. Das Perineum – der Bereich zwischen After und Skrotum – ist ebenfalls ausgesprochen erogen und spricht auf festes Streicheln an, entweder mit den Fingerspitzen, dem Mund oder auf Druck mit der Handfläche. Das Skrotum, also der Sack, der die Hoden umschließt, reagiert eher auf Küssen und Lecken, auf Kitzeln und sanftes Streicheln, bei manchen aber auch auf Ziehen und unterschiedliche Arten von Kneten. Bei manchen Männern ist der After – oder Anus – äußerst erogen; fester Druck und selbst Penetration werden als sehr erregend empfunden. Und möglicherweise hat die Hauptdrüse, die die gesamte Maschinerie steuert – die Prostata –, auch eine eigene erotische Potenz: Bei manchen Männern genügt schon der direkte Druck auf die Prostata zur Auslösung oder Beschleunigung des Orgasmus.

Die wirkliche Kommandozentrale – und damit die am stärksten erogene Zone des ganzen Körpers – ist sicher das Gehirn. Und Männer sind Augenerotiker. Männer reagieren stark auf visuelle Reize: auf Schönheit ebenso wie auf Pornofilme und Sexfotos.

Frauen scheinen weniger fasziniert zu sein von Körperlichkeit oder von körperlicher Perfektion als Männer (wiederum ein Beispiel unserer natürlichen Überlegenheit). Es mag zwar Frauen geben, die schon beim Berühren eines Muskelpakets vor Erregung ausflippen, und ein festes, rundes, knackiges Hinterteil ist schon eine sehr ästhetische Freude. Aber Frauen sprechen wohl doch mehr auf Gesichter an; auf die Augen, den Mund, den Ausdruck von Charakter, auf die Stimme und auf das, was die Stimme sagt. Die anatomischen Besonderheiten desjenigen, den Sie lieben, mögen Ihnen gefallen. Was die Einzigartigkeit eines Penis anbetrifft, das interessiert Frauen aber nicht im mindesten so stark, wie Männer es anzunehmen scheinen. Die eine oder andere Frau wird den einen oder anderen Penis besonders mögen, weil er besonders dick oder bemerkenswert steif wird. Jeder Lobrede auf einen überdimensionalen Schwanz steht aber sicher auch die Beschwerde einer Frau gegenüber, die damit ganz und gar nicht klarkommt. Ich habe wirklich noch nie gehört, daß eine Frau ihren Mann nur wegen der Größe oder der Form seines Penis verlassen hätte.

Was Sie vielleicht am meisten an ihm schätzen, ist die Dauer der Erektion oder die schnelle Bereitschaft zum ›Wiederauferstehen‹, nachdem er schon einmal ›fertig‹ war. Oder wie er, angeregt durch seines Besitzers ›schmutzige‹ Fantasie, Leidenschaft, Zärtlichkeit und Mutwillen widerspiegelt. In Wirklichkeit sind doch die Stimulationen, die Frauen brauchen, um zum Höhepunkt zu kommen, absolut unabhängig von der Größe eines Penis. Und ein Mann mit einem gar nicht besonders bemerkenswerten Glied kann sehr wohl eine hochbegabte Zunge und einen geschickten Mund haben und Sie so ein um das andere Mal in unvorstellbare Ekstase versetzen.

Der Denkzettel der Großen Katharina

Wieso ließ Katharina die Große, die Zarin aller Russen, ihre Liebhaber jeweils nach einer Liebesnacht töten?

Weil Sie das Gefühl der Leere nicht ertragen konnte, wenn einer ihrer Geliebten sie am nächsten Tag nicht anrufen würde.

Diese ausgefallene Interpretation einer historischen Begebenheit kam mir blitzartig, und ich gab sie am gleichen Nachmittag voller Begeisterung an einen guten Freund weiter, in der Erwartung, daß er sie sehr zutreffend fände. Er sah mich völlig überrascht an und sagte: »Aber es gab doch gar kein Telefon im Rußland Katharinas der Großen.« Wie Sie vielleicht auch schon festgestellt haben und wie man auch hieran wieder erkennt, sprechen Männer und Frauen nicht immer die gleiche Sprache. Im Bereich der sexuellen Kommunikation kann das schon manchmal zu Mißverständnissen führen. Sie sind auf Liebe aus, während er nur ein heißes Sexabenteuer im Sinn hat. Manchmal hat man geradezu das Gefühl, es mit Wesen von einem anderen Stern zu tun zu haben.

Er sagt:	**Und es heißt:**
Ich rufe morgen an.	Nichts wie weg!
Ich werde bestimmt nicht in deinen Mund abspritzen.	Huch, tut mir leid! Aber so ganz ohne war es doch auch nicht, oder?
Ich liebe dich.	Wie heißt sie bloß?

Er sagt:	**Und es heißt:**
Wir könnten uns ein bißchen aufs Bett legen. Ich versprech' dir auch, daß ich dich nicht anfassen werde.	War das nicht genau das, was du wolltest, Schätzchen, so wie ich auch?
Ich werde mich von meiner Frau scheiden lassen, sobald die Kinder groß genug sind.	Groß genug sind die erst, wenn sie in Rente sind.
Ich bin heute abend richtig scharf auf dich, Liebes.	Wenn du mit mir ins Bett gehen wolltest, wieso hast du mich dann erst zum Tanzen geschleppt? Ich bin ganz fertig...
Du hast so einiges zu bieten.	Zehn Jahre jünger wärst du mir lieber. Und wenn du nicht so eine ganz Schlaue wärst...
Ich würde mich jetzt gern fest binden. Ich hasse dieses Single-Dasein. Und auch diese Partner-Treffs.	Ich treffe mich regelmäßig mit fünf verschiedenen Frauen, die alle auf mich stehen. Du kannst gern die sechste sein.
Ich hatte mich gleich in Sie verliebt, als Sie bei uns in der Firma anfingen, aber ich habe mich nicht getraut, es zu sagen.	Meine Freundin hat sich mit einem anderen verabredet. Ich suche dringend eine, die die Nacht mit mir verbringt.
Ich habe mich in Ihre Augen verliebt.	Lieber Himmel, was für Titten!

Er sagt:	**Und es heißt:**
Sie arbeitet in meinem Büro. Hin und wieder gehen wir zusammen Mittag essen.	Im Mai wollen wir heiraten. Aber bis dahin will ich's noch mal wissen...
Es verletzt mich wirklich, daß du kein Vertrauen zu mir hast. Ich will doch nur, daß du auf einen Tee zu mir kommst. (... dir doch nur den Ausblick aus meinem Fenster zeigen, die Pfirsichmarmelade meiner Mutter zu kosten geben...)	Zip! (Auf los geht's los!)

Vielleicht bin ich ein bißchen unfair. Lauter alberne Klischees, die ich da aufzähle. Kaum jemand redet heute noch so. Na ja, aber auch heutzutage ist es nicht so einfach, ein Mann zu sein. In all den Jahrzehnten, in denen wir es frustrierend und demütigend fanden, Frauen zu sein, war es auch für Männer anstrengend, verwirrend und erschreckend, was so geschah. Sherry Turkle, eine Freudianerin, sagt dazu recht treffend, daß für einen Jungen die Trennung von der Mutter deshalb so brutal sei, weil sie ihm zweimal widerfahre, ›einmal beim Durchschneiden der Nabelschnur und ein zweites Mal bei der Beendigung der ödipalen Phase‹. Töchter bleiben der Mutter näher; sie entwickeln eine ›größere Fähigkeit zur Empathie und ein Gefühl der Selbstwerdung, das eher die Verbindung hervorhebt als die Abgrenzung‹. Wenn Männer manchmal so mürrisch, mißtrauisch und unbeständig sind und Angst vor Nähe haben, kann das daher rühren.

Hören Sie also auf, immer wieder zu fragen, warum Sie sich ständig in diese Wesen von einem anderen Stern verlieben!

Wer läßt sich schon gern mit aggressiven Frauen ein?

Dieses Kapitel geht alle wahrhaftig erotischen Frauen an und alle wirklich emanzipierten weiblichen Wesen, die sinnlich sind und hemmungslos, die unkompliziert auf Sex aus sind und ihre Bedürfnisse und Wünsche offen und freimütig ausdrücken, die vertrauensvoll davon ausgehen, daß ihre Männer froh sind, sich auf Liebesspiele einzulassen, die weit mehr beinhalten als den eigenen Orgasmus. Sind Sie eine solche Frau? Don Juans Traumfrau also? Stets aufgelegt zu heißem Sex, immer scharf, allzeit bereit, den Thermostat anzuwerfen – eine Frau, die fast nie nein sagt. Sie haben davon gehört, daß Männer sich immer beklagen, Frauen seien nie wirklich sexuell aggressiv, sondern sträubten sich immer, sich in sexuelle Abenteuer einzulassen. Und Sie sind so eine Tigerin, eine, die zu fast jedem Spiel bereit ist – entzückend unzüchtig, nichtsnutzig und eindeutig sexy. Wie kommt es nur, daß der Mann, mit dem Sie gerade was haben, Ihnen immer das Gefühl gibt, Sie würden ihn überwältigen und bedrohen?

In unserer – immer noch nicht ganz so vollkommenen – Welt wird vielleicht dereinst einmal die Möglichkeit bestehen, Sex als Ausdruck von Liebe und Zuneigung zu verstehen, als ein Mittel zum sublimsten Vergnügen und zum Kinderkriegen auch noch. Aber momentan wird Sex von vielen eher als eine Art Warenwert angesehen, als etwas, an dem man seine Selbstachtung oder seine Männlichkeit beweisen kann. Es ist eine gute Sache, ja, und man fühlt sich gut dabei. Es ist ein Akt, eine Nummer, eine runde, fertige Sache. Und doch, entgegen allen guten Vorsätzen, wird bei Männern und Frauen immer noch als besonders wertvoll angesehen, wer sich rarmacht. Und Frauen, die leicht ins Bett zu bekommen sind, werden immer noch eher verachtet.

Die Hyperaggressivität eines Don Juan sollte eigentlich suspekt sein. Seine tiefe Unsicherheit läßt ihn ständig auf dem

Sprung sein und macht ihn besonders anfällig für aggressive Frauen. Er wird sich aber nicht wohlfühlen, wenn er nicht selber bestimmen kann, wo und wann der Liebesakt stattfindet und welche Spielchen gespielt werden. Was Ihrerseits als gesunde Lüsternheit erscheint, kann von ihm als ständige Aufforderung zur Selbstdarstellung aufgefaßt werden. Er versteht unter einer angenehm aggressiven Frau eine, die immer und sofort ganz verrückt nach ihm ist, *wenn er will*, und die nur ab und zu auch von allein einmal Sex initiiert.

Wir haben schon einen weiten Weg zurückgelegt, meine Liebe, aber es liegt auch noch ein langer Weg vor uns, bis das geschlechtliche Rollenverständnis verändert und ausgeglichen sein wird. Ein Mann muß nicht unbedingt ein pathologischer Don Juan sein, wenn er sich durch die aggressive Vorgehensweise einer Frau bedroht fühlt. Viele der klugen, liebenden, sensiblen, ›bewußt‹ gewordenen Männer, in die Sie und ich uns verliebt haben oder noch verlieben werden, brauchen das Gefühl, Eroberer zu sein. Ihr Vergnügen muß nicht einfach nur Ihr Vergnügen bedeuten, sondern kann auch seine Erfüllung sein. Und wenn Sie mit einer Art Exerzierplatzstimme anordnen: »Stärker, schneller... nein, falsch, nicht so, verdammt noch mal! Mach's mir wie ein richtiger Mann! Tu wenigstens so, als würde es dir Spaß machen...«, dann ist das ganz sicher alles andere als erotisch. Vorzeitige Ejakulation, Schwinden der Erektion und sexueller Überdruß sind seine Reaktionen auf derartige ›Ansprüche‹.

Ein gesunder, sexuell erfahrener und selbstsicherer Mann ist der perfekte Bettgenosse. Er wird auf Ihre Aggressivität reagieren und durch Ihre Verspieltheit erregt werden. Es wird ihn glücklich machen, die körperliche Lust mit Ihnen zu teilen und die liebevolle Verbindung mit Ihnen zu genießen. Sollten Sie aber – möglicherweise sogar ziemlich zufriedenstellend – mit einem unverbesserlichen Chauvi oder einem kaum belehrbaren ewigen Halbwüchsigen zusammensein, dann rate ich Ihnen, sanft zu sein. Flirten Sie mit ihm, verschrecken Sie ihn nicht durch direkte Angriffe. Kein

Mann ist, glaube ich, so selbstsicher, daß er nicht durch wirklich herzliche Aufmunterung um den Finger zu wickeln wäre.

Die erste Begegnung:

ER: Ich habe das Gefühl, daß ich Sie schon irgendwoher kenne.
SIE: Man nennt so etwas Wunschdenken. Sie möchten mich gern kennenlernen.
ER: So, meinen Sie?
SIE (A): Die Frau, mit der Sie vorhin geredet haben, ist das Ihre Angetraute? Dann ziehe ich morgen in eine andere Stadt.
SIE (B): Komm mit mir in die Kammer, da wirst du mich wirklich kennenlernen.

Die erste Verabredung:

ER: Wieso essen Sie denn den Salat mit den Fingern?
SIE: Ich mag gern mit allem, was ich tue, ganz direkt in Berührung kommen.
ER: Sie sind anscheinend Ihrer Sache sehr sicher.
SIE (A): Wie kommt es dann aber, daß mir die Knie zittern, wenn Sie mich so ansehen?
SIE (B): Lassen wir doch einfach die Nachspeise stehen und gehen in ein Hotel.

Die erste Liebesnacht:

ER: Ich möchte dich ganz verrückt machen. Ich tue alles, was du willst.
SIE (A): Komm, küß mich! (Sie tun es.) Das ist genau der richtige Anfang.
SIE (B): Red nicht so viel, tu's!

Falls Sie zu den B-Antworten neigen, riskieren Sie, Ihren Partner zu verschrecken. Sollte er so anfällig sein, wie es den Anschein hat, könnte er der richtige Kandidat für eine Bewußtseinsveränderung sein, wenn Sie ihm Zeit lassen. Er könnte sich sogar auf eine längerfristige Verbindung einlassen, falls Sie ihn mit Ihrer Direktheit und Derbheit nicht sofort verschreckt haben.

Die Renaissance des Vorspiels

Bei der sexuellen Revolution ist das Vorspiel auf der Strecke geblieben. Sex als Sport, Sex als Spiel, Sex um des Sex' willen waren dazu angetan, daß alle – einfach so – ins Bett sprangen und meistens praktisch alles ausfallen ließen, was mit Umarmen und Küssen, eindringlichen Liebkosungen und mutwilligen Spielereien zu tun hatte. Richtig gute Liebhaber und wirkliche Erotiker haben das Vorspiel nie aufgegeben. Selbst Casanova soll gesagt haben, daß er nie schärfer war, als wenn er heimlich die Treppe zum Schlafzimmer seiner Auserkorenen erklomm. (Dieses Buch plädiert zwar nicht dafür, daß die Erwartung erregender sei als die Erfüllung, aber es soll hier auch keine Belehrung für Casanova nachgeholt werden.)

Das Vorspiel umfaßt sämtliche erotischen Variationen und Austauschmöglichkeiten von der verfeinerten Körpersprache über zärtliche Umarmungen zum Streicheln, Schmusen, Küssen und Knutschen und alle Berührungen, die dem tatsächlich vollzogenen Geschlechtsakt vorausgehen.

»Alles außer dem einen«, wie es in den unschuldigen sechziger Jahren so schön hieß. Das Vorspiel beglückt die Finger und den Mund und läßt das Blut aufwallen beim Flirt. Und nachdem die gegenseitigen Vorstellungen und Vorzüge erforscht sind und ausprobiert worden ist, ob sich die biologischen Uhrwerke aneinander angleichen können, ob die ›Macken‹ zusammenpassen – erst dann wird beschlossen, bis zum Letzten zu gehen.

Normalerweise bestimmt die Frau den richtigen Moment; das ist auch noch in der Zeit nach der sexuellen Befreiung so. Aber manchmal wird ein Mann Sie damit überraschen, daß er murmelt, er müßte Sie erst noch besser kennenlernen, und er ist es, der das Schrittempo verlangsamt und das Vorspiel länger ausdehnen möchte. Endloses Hinausschieben ist wohl nur so richtig extrem aufregend, wenn Sie abwechselnd immer wieder den ersten Vollzug hinauszögern, nachdem Sie beide schon verzweifelt danach verlangen und beide schon lange wissen, daß es unvermeidbar dazu kommen wird. Sich selbst und den Partner auf diese Weise stunden-, tage-, wochen-, ja monatelang in einen wahren Fieberrausch zu versetzen, kann eine exquisite Tortur darstellen.

Wenn Sie dann tatsächlich das Lager, das Schlafzimmer und die Miete teilen, kann das Vorspiel zu einem seltenen Luxus verkommen. Es sei denn, Sie nähmen sich absichtlich Zeit dafür und provozierten es. Sie könnten darauf bestehen. Sie könnten Rituale ersinnen. Unterstützen Sie die Wiederbelebung des Vorspiels! Es gibt Übungen dafür. (Siehe unter ›Mobiles Vorspiel‹, ›Orale Spiele‹, ›Bodenübungen‹, ›Fjord-, Wort-, und Freiluftspiele‹ S. 73–92.)

Liebe Ann Landers: Verlangen nach Umarmungen, doch Küsse sind auch nicht zu verachten...

Es gibt einfach kein Zuviel an Umarmungen. Ann Landers schockierte die Amerikaner, als sie einen Bericht über eine Umfrage unter amerikanischen Frauen veröffentlichte, in der sie zur Wahl stellte, ob Frauen lieber Zärtlichkeiten oder Sex wollten. Alle sehnten sich verzweifelt nach Zärtlichkeit. Eine gute Möglichkeit, sich mehr Streicheleinheiten zu holen, ist selber zu streicheln und sich für Streicheln empfänglich zu zeigen. Es gibt Menschen – meist sind es Männer –, bei denen ich den Verdacht habe, daß sie sich augenblicklich unwohl fühlen, wenn sie berührt werden (es sei denn sexuell). Ein derart neurotisches Verhalten möchte ich in seiner ganzen Abartigkeit hier nicht gern beschreiben, da wir doch in einem Stadium sind, in dem Sie die ganze Kraft Ihrer positiven Energien entwickeln sollten. Falls Ihr Mann es ablehnt, sich berühren zu lassen, dann werden Sie wahrscheinlich davon wissen und sich entschlossen haben – oder es demnächst tun –, mit dieser Tatsache zu leben, weil Sie ihn wollen oder brauchen und weil er in hunderterlei anderen Umständen angenehm ist.

Falls er aber nur scheu oder ungeschickt sein sollte oder einfach Ermutigung braucht, hilft es ihm eventuell, wenn Sie Ihm Ihre Wärme und Ihre Zuneigung ganz offen zeigen. Wenn er bisher gewöhnt war, Sex als etwas zu handhaben, das man so im Vorbeigehen mitnimmt, dann wird er vielleicht Ihre Lust auf lange Küsse, Ihre engen körperlichen Umarmungen und das ganze erotische Potential des Streichelns nicht verstehen. Lassen Sie Ihren Gefühlen ruhig freien Lauf; drücken Sie sich im Taxi fest an ihn; nehmen Sie auf der Straße einfach seinen Arm, liebkosen Sie seinen Nakken und drehen Sie spielerisch seine Locken um Ihre Finger; schmiegen Sie sich eng an ihn. Bieten Sie ihm Ihre Lippen dar, lecken Sie ein bißchen an seinen, küssen Sie seinen Hals. Machen Sie die Augen auf. Lächeln Sie. Ihr Körper – ob er nun starr und angespannt ist, oder neugierig, offen ihm zugewandt – teilt ihm Ihre Zuneigung mit, Ihre Zärtlichkeit und Weichheit, Ihre Neugier, Ihre wachsende Erregung oder auch Ihr Bedürfnis, sich ein bißchen abzukühlen. Geben Sie genau die Botschaft an ihn weiter, die Sie meinen und was Sie wirklich empfinden: »Ich mag dich.« – »Ich möchte mit dir spielen.« – »Ich bin unheimlich scharf auf dich.«

Wenn er nicht ausgesprochen am Küssen interessiert ist und daher womöglich auch nicht gerade ein begnadeter Kußexperte, müssen Sie dennoch nicht gleich aufgeben. Zeigen Sie ihm, wie eine begabte Kußliebhaberin küßt. Küssen Sie ihn genau so, wie Sie möchten, daß er Sie küßt. (Siehe Seite 98–109 ›69 Möglichkeiten, sich antörnen zu lassen‹ und ›69 Möglichkeiten, ihn anzutörnen‹.) Stehen Sie nicht da, als seien Sie eine Schaufensterpuppe. Küssen Sie ihn. Küssen Sie ihn noch mal. Küssen Sie ihn wieder und wieder, als erste. Wenn die Küsse allmählich anfangen, was zu werden, und Sie wollen nicht, daß er aufhört damit, dann ermuntern Sie ihn, weiterzumachen. Sagen Sie: »Ich brauche es, daß du mich küßt.« – »Ich möchte dich von oben bis unten abküssen.« – »Wir haben so viel Zeit. Ich gehe doch nicht weg.« – »Die Art, wie du mich küßt, macht mich ganz wild.« – »Komm her. Ich möchte dich so nahe wie möglich spüren.« – »Du hast einen wunderbaren Mund.«

Und wenn Sie dann beim Küssen schließlich alle Winkel Ihrer Münder ausgekostet haben, dann gibt es noch Hunderte anderer erogener Spielplätze. Das Reizvollste am Küssen ist vielleicht, daß es keine Vorschriften dafür gibt. Man kann ganz kreativ und eigenschöpferisch sein, nach Lust und Laune improvisieren. Manche Paare lernen ihre gegenseitigen körperlichen Eigenheiten schon beim intensiven Vorspiel genau kennen, bisweilen lange vor der ersten Vereinigung. Es ist aber auch vorstellbar, daß zwei zuerst miteinander geschlafen haben müssen – ein zarter Kuß, dann gleich Koitus und Orgasmus –, bevor sie die körperliche Intimität herstellen können, die es ihnen erlaubt, ihre Körper gegenseitig zu erforschen und die erotischen Reizpunkte zu finden. Träge Liebesnachmittage – *lazy loving afternoons* –, das heißt: Weiches Licht fällt durch Tüllgardinen ins Zimmer, oder heller Sonnenschein brennt auf die Körper unter dem offenen Fenster; die Umrisse seines Körpers mit den Händen nachzeichnen; die Unebenheiten seiner Haut mit den Fingerspitzen lesen, als wäre es Blindenschrift; erfahren, woher die Narbe über seinem Knie stammt; entdecken, welche Massagen an welchen Stellen ihn zum Schnurren oder zum Japsen oder gar zum Aufstöhnen bringen. Sich gegenseitig im Badezimmer waschen und duschen, sich abrubbeln, pudern – das alles bringt spielerische Annäherung und gegenseitiges Erforschen mit sich.

Verbales Vorspiel: Worte, die zünden und zündeln

Manche Worte regen die Fantasie an und bringen in Fahrt, obwohl sie nicht direkt mit sexuellen Dingen zu tun haben. Ihre persönliche, absichtliche Modulation zusammen mit einem gezielten Seitenblick, einem gewissen Lächeln können ein ganz unschuldiges Wort zu einer erotischen Intimität werden lassen. Zur Übung sollten Sie sich einmal frühe Lauren-Bacall- und die guten alten Garbo-Filme daraufhin anschauen.

Heiße Worte

Haut
Mund
Mango
feucht
glibberig
Samt
Klammer*
liederlich
rasen
klebrig
Fettucine
Pfirsich
Moschus
scharf
Nachsicht
nackt
nichtsnutzig
üppig
lila
Maserati
Indigo
animalisch
Schokolade
Hunger
innendrin
rosenfarben
geschlechtsreif
sengend
saftig
seidig
weißglühend
Heizkissen
Andeutung
fleischlich
Hündin
wollüstig
scharlachrot
schamlos
heißblütig
strahlend
Körperwärme
hitzig
eklatant

* Besonders anregend für Alt-Philologen

Mobiles Vorspiel: »Und sie sündigten in einem Ford« – in Taxis und in Limousinen

Vor noch gar nicht so langer Zeit – in jenen Tagen, als es noch keine gesetzlichen Vorschriften für Autositze und Sicherheitsgurte gab – war das Auto ein erotisches Spielzeug. Eingeschränkt durch die Wachsamkeit verängstigter Eltern und die eindeutige Doppelmoral in Sachen Sexualverhalten trieben es die ›netten‹ jungen Mädchen damals mit Vorliebe in geparkten Autos, und manche brüsteten sich sogar der Schändung während des Fahrens. Die Wagen hatten meist auch vorn durchgehende gutgepolsterte Sitzbänke, fast wie die Wohnzimmersofas zu Hause, und man konnte – versuchsweise oder verwegen, besitzergreifend oder andeutungsweise – jederzeit die Hand auf seinen Schenkel rutschen lassen oder sich wie ein Kaugummi an seine Seite kleben. Einige der ganz alten Schlitten hatten den Schalthebel noch in der Mitte, und um einander nahezukommen, mußte man den Knüppel zwischen die Beine nehmen. Das war – so ganz nebenbei – unglaublich sexy.

Auto-Sex ist nach wie vor heiß. Im Schutz des Autos kann man auch heutzutage intensiv schmusen und andere erotische Spiele treiben, aber man muß schon eine Art Schlangenmensch sein, um aneinander ranzukommen, ohne den Sicherheitsgurt zu lösen. Auf jeden Fall würde ich keinem empfehlen, es bei Tempo 100 zu versuchen. Wenn Sie die Absicht haben, ungestraft und ohne Schaden unzüchtig zu werden, sollten Sie vorher anhalten und parken.

Ein fahrendes Mobil ist lediglich der passende Ort fürs Vorspiel, ob nun verbal oder taktil. Falls Sie's schon seit Jahren nicht mehr im Auto getrieben haben, sollten Sie's wirklich mal wieder probieren. Parken Sie irgendwo. Im Winter wird Ihr heißer Atem im Nu die Windschutzscheibe beschlagen lassen und Sie vor neugierigen Blicken abschirmen.

Rumknutschen und zaghaftes Begrapschen ist nicht für Heranwachsende reserviert.

Mobile Spiele im Taxi: Ganz legal und uneingeschränkt gestattet, es sei denn, es stört Sie, wenn der Fahrer zuschaut. (Ist das nicht gerade das Pikante an der Sache?)

Die Limousine als Spielmobil: Das ist richtig heiße Erwachsenenangelegenheit, weil es an den Reiz der Teenager-Träume erinnert, an weiche wildlederne Sitzpolster, die Bar, der Fernseher, die getönten Scheiben oder die heruntergelassenen Sichtblenden, die etwaigen Voyeuren die Tour vermasseln... Außerdem können Sie auf diese Weise zwischen zwei Geschäftsterminen oder auf dem Weg nach Hause zum Mittagessen ein Schäferstündchen einlegen. Und das Mittagessen ausfallen lassen. Dazu kommt, daß Sie per Autotelefon einen Freund mit einem obszönen Anruf anlocken können, während Sie sich langsam durch den Stadtverkehr vorwärtsbewegen.

Fortgeschrittene Spiele für autarke Mobile: Suchen Sie sich eine verlassene Landstraße oder einen Waldweg für ein geländegängiges Fahrzeug aus. Nachdem Sie sich mit Worten gegenseitig aufgeheizt haben, sind Sie soweit, daß Sie sich – voll angezogen – auf dem Kühler lieben (lassen).

Oder mieten Sie doch an seinem Geburtstag einmal eine überlange Limousine mit Liegesitzen und Cassettenrecorder. Dazu eine Flasche Schampus. Dann gehen Sie mit ihm essen, tanzen – und schließlich geht es rund im Park, so oft Sie mögen!

Orale Spiele – frisch aufgegabelt

Zunächst: Verführung im Restaurant

Er wirkt wirklich noch sehr höflich, reserviert, und hoffnungslos desinteressiert. Da sitzen Sie nun zusammen in diesem gemütlichen Eckchen beim Kerzenschein und speisen; der Rotwein schmeckt und wärmt Sie auf, aber alles, was er zu erzählen weiß, dreht sich um den Aktien-Index, um Wollstoffe, Steuerersparnisse und den letzten Zeitungsskandal. Sie würden die Unterhaltung gern auf intimere Themen lenken, aber nicht gerade so provozierend, daß es kein Zurück mehr gibt. Sie möchten ihn natürlich auch nicht verschrekken. Er könnte ja scheu sein oder argwöhnisch, von seiner letzten Affäre verbittert oder verletzt, zwar begierig auf Liebe, aber auch in gleichem Maße verängstigt.

Das ist der Moment, in dem Sie mit diplomatischem Geschick sowohl ausfragende Reporterin als auch Verführerin in einer Person sein sollten. Und während Sie die abendliche Ration von Mineralien und Vitaminen (hoffentlich schmeckt's Ihnen wenigstens noch) zu sich nehmen, denken Sie daran: Auch wenn Ihre Fragen absolute Spitze sind, können Sie nicht sicher sein, daß seine Antworten aufrichtig sind. Allerdings sind Lügen und Ausflüchte oft genauso erhellend. Sie könnten in etwa fragen:

1. Was machen Sie, wenn Sie nicht das tun müssen, womit Sie Ihr Geld verdienen?
2. Was wäre für Sie die vergnüglichste Sache, die Sie sich für einen Samstagnachmittag vorstellen könnten? Oder für ein verlängertes Wochenende?
3. Wenn Geld und Zeit keine Rolle spielten – wo würden sie am liebsten den Sommer verbringen?
4. Frühstücken Sie gern im Bett? Oder müssen Sie immer gleich aufstehen und sich die Zähne putzen?
5. Sehen Ihnen Ihre Kinder sehr ähnlich?

6. Was halten Sie selbst für Ihre besten Eigenschaften? Und was für Ihre schlechtesten?
7. Was war das schönste Geschenk, das Ihnen jemals jemand gemacht hat?
8. Ärgert es Sie, wenn Leute Sie für Qualitäten loben, die Sie selbst an sich für unwichtig erachten?
9. Können Sie kochen?
10. Verlassen Sie sich auf Restaurantführer?
11. Sind Sie und Ihre Ex-Frau gute Freunde geblieben?
12. Was ist ihr bester Freund für ein Mensch?
13. Wenn Sie noch mal ganz von vorn anfangen könnten, würden Sie dann wieder den gleichen Beruf ergreifen?
14. Treffen Sie sich noch mit Freunden aus der Schulzeit?
15. Wenn Sie wüßten, daß Sie in sechs Monaten tot wären, ohne krank zu sein oder Schmerzen zu haben, was würden Sie mit dem letzten halben Jahr anfangen?
16. Wo würden Sie gern in fünf Jahren sein? Was möchten Sie bis dahin erreicht haben?
17. Glauben Sie, daß Sie schon einmal richtig verliebt waren?
18. Glauben Sie, es ist naturgegeben, daß die Menschen heiraten sollten?
19. Wenn sie wüßten, daß Sie demnächst ein größeres Vermögen erben, würden Sie dann aufhören zu arbeiten?

Jede einzelne oder mehrere Fragen können einer Unterhaltung die Wende ins wirklich Intime geben, und Sie können einen Eindruck bekommen, wie seine Wertvorstellungen und seine Vorlieben aussehen. Vergessen Sie aber nie: Es handelt sich hier nicht um ein Verhör für politisch Gefangene in einem totalitären Staat, also fallen Sie nicht über ihn her! Sonst verschrecken Sie ihn nur.

Auch, wie er ißt, sagt etwas über ihn aus. Ißt er lieber weißes als rotes Fleisch, zieht er weißen Wein dem roten vor? Bestellt er nur widerwillig Fisch, der noch an der Gräte ist? Läßt er lieber die Hälfte Fleisch an seinem Lammkotelett, statt es in die Hand zu nehmen? Nimmt er selbst ein großes Kalbskotelett gleich in die Hand und beißt voll hinein? Kippt er den Wein hinunter oder genießt er ihn? Scheint es ihn zu irritieren, daß Sie den Salat mit den Fingern essen? Wenn Sie sich die Finger lecken, ist es ihm dann eher peinlich oder bietet er an, Ihnen dabei behilflich zu sein? Ich habe immer geglaubt, Männer, die sich nichts aus Speiseeis machen, würden auch nicht im Sand liegen mögen, dafür im Schlafanzug ins Bett gehen und mit geschlossenem Mund küssen. Glücklicherweise gibt es aber Männer, deren pingelige Eßgewohnheiten ganz im Gegensatz zu ihrer Sexualität stehen. Einer der besten Liebhaber, den ich je hatte, war ein Typ, der nur Weißwein und weißes Fleisch mochte und Angst vor Gräten hatte. Doch als er plötzlich beim Abendessen die ganze Hühnerbrust mit beiden Händen packte und hineinbiß, daß ihm der Saft übers Kinn lief, da wußte ich, daß er nie aufhören würde, mir zu gefallen. Und so ist es auch.

Orales Zwischenspiel: Noch mehr Verführung beim Essen

Sie haben das Gefühl: Heut' ist die Nacht der Nächte. Er ist genau der Richtige für Sie. Sie wissen es. Aber vielleicht muß er erst noch überzeugt werden. Oder Sie wollen einfach die Gunst der Stunde nutzen und beim Abendessen den Pegel der Erregung ein wenig anheben. Picken Sie sich die Sätze heraus, die Ihrer Situation gemäß sind. Und machen Sie sich darauf gefaßt, erklären zu müssen, was Sie meinen.

1. Bei Ihnen fühle ich mich so sicher.
2. Ich hoffe, es stört Sie nicht, daß ich meine Hände einfach nicht stillhalten kann.
3. Nein, ich trage nicht immer Strümpfe mit Naht, aber heute abend wollte ich Ihnen gefallen.
4. Sie sind seit langer Zeit der erste Mann, den ich gern wiedersehen würde.
5. Bin ich verrückt? Ich kann einfach nicht aufhören mich zu freuen, wenn ich mit Ihnen zusammen bin.
6. Mir gefällt, wie Sie riechen.
7. Es ist nicht ganz fair, daß gerade Sie besser aussehen als alle anderen hier im Saal.

8. Ich frage mich schon die ganze Zeit, ob Sie als Liebhaber genauso gut sind wie als Tanzpartner.
9. Ich kann mich nicht gut konzentrieren (oder besser: Ich schaffe doppelt so viel), wenn ich weiß, daß wir uns am Abend sehen.
10. Ich war so fertig, als ich heute von der Arbeit nach Hause kam, aber nach einem langen heißen Schaumbad und einem Viertelstündchen Schlaf fühle ich mich jetzt wie neugeboren.
11. Lenkt es dich vom Essen ab, wenn ich dich da anfasse! Und da? O Liebster... darf ich das auch anfassen?
12. Ich bin so froh, daß Samstag ist und wir nicht an morgen denken müssen.
13. Nein, ich habe nicht immer ein Nachthemd in der Tasche, aber aus bestimmten Gründen mußte ich heute abend eins einstecken. Bist du abergläubisch?
14. Wenn ich dich bitten würde, unter den Tisch zu kriechen und es mit mir zu treiben, würdest du es dann tun!
15. Ich habe für heute abend schon eine Einladung zu einer Disco-Party, aber wenn du mit zu mir kommen magst, dann können wir auch etwas trinken und gute Jazzmusik hören.

Es macht nichts, wenn Ihnen einige Sätze zu gewagt erscheinen. Lassen Sie Ihren Körper für Sie sprechen. Ohne viel darüber nachzudenken, lehnen Sie sich nach vorn oder wenden sich ihm von allein zu. Ihre Finger spielen am Stiel des Weinglases. Sie merken gar nicht, wie Sie sich selbst berühren: am Handgelenk, am Hals, der Finger legt sich an die Lippen, an den Nacken; Sie spielen mit dem Goldkettchen, Ihre Zunge leckt einen Spritzer von der Lippe, Sie kauen am Rand des Glases. All diese Gesten laden ihn ein, sind Zeichen von Sinnlichkeit und aufregende Hinweise darauf, wie erregend nervös Sie sind.

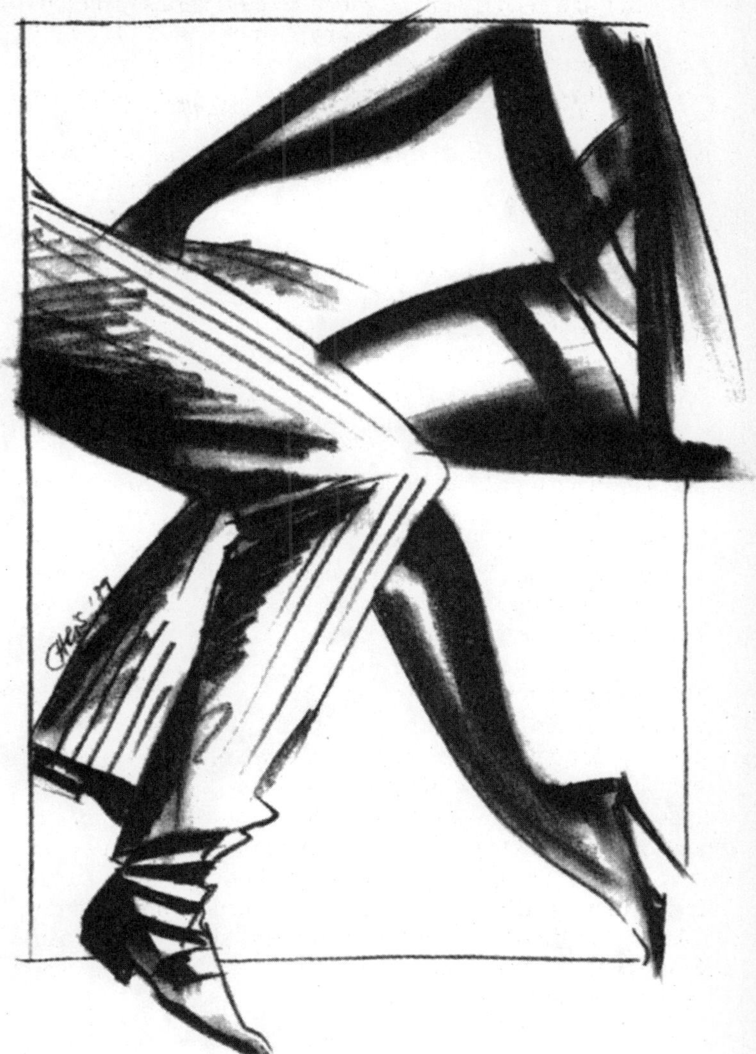

Fortgeschrittene Verführungskünste – und Frevelhaftigkeiten im Restaurant

Wenn Sie zu zweit zum Essen ausgehen – selbst wenn Sie schon lange miteinander liiert sind –, sollte immer ein bißchen Romantik aufkommen. Lassen Sie den Abend zu etwas Besonderem werden, indem Sie sich für ihn richtig scharf zurechtmachen: Erst verwöhnen Sie ihren Körper durch ein heißes Bad, dann ziehen Sie Unterwäsche an, die Sie selbst scharf macht, und oben drüber tragen Sie dann etwas, das ihn anmacht und aufreizt; wechseln Sie die Handtasche (statt der praktischen nehmen Sie eine frivole) und die Ohrringe (Super-Funkel-Dinger) und das Make-up (vom Tag zum schimmernden Nachtschatten). Wußten Sie schon, daß Männer, denen das Aussehen ihrer Frauen gefällt, mehr Lust auf Liebe haben und mit ihrem Sexualleben zufriedener sind? Stellen Sie sich vor, er sei ein neuer Mann, den Sie noch kaum kennen. Ersparen Sie ihm und sich jedwede unangenehmen Berichte über das, was tagsüber zu Hause oder im Geschäft los war, reden Sie nicht über den miesen Kontostand, die schlechten Zensuren der Kinder, die aufgebrachten Handwerker, den Strafzettel oder das abgeschleppte Auto. Seien Sie vergnügt und vergnüglich, doch nicht genügsam. Sprechen Sie über Dinge, über die Sie noch nie zuvor gesprochen haben. Ein kleiner Schwips kann guttun (nicht aber Trunkenheit oder Durchgedrehtheit, nur ein bißchen Ausgelassensein). Für hinterher können Sie vielleicht im Video-Shop ›Flashdance‹, ›Tom Jones‹ oder ›Shampoo‹ besorgt haben, oder den Pornostreifen ›The Story of Joanna‹ und dann abwarten, welche Art von Exhibitionismus oder Anmache dabei herauskommt.

Versuchen Sie die eine oder andere der folgenden Einleitungen. Aber nicht alle auf einmal, er könnte sich sonst so aufregen, daß er Ihnen die Melone an den Kopf wirft.

Mir hat sehr gefallen, was du heute morgen mit mir angestellt hast.

Wenn ich daran denke, was du heute nacht mit mir gemacht hast, dann kann ich nicht mehr stillsitzen.

Meinst du, wir können heute einen Pornofilm inszenieren?

Sind Sie öfter hier? Ich glaube, ich bin Ihnen noch nie zuvor begegnet.

Meine Lehrmeisterin ist ganz verrückt nach Ihnen. Meinen Sie, ich könnte mich trauen, Sie mit ihr zu teilen?

Könnten wir nicht das Dessert ausfallen lassen und ins nächste Hotel abschwirren?

Kommen Sie runter in die Telefonzelle. Ich möchte Sie gern abtasten.

Sie sind umwerfend. Wie schade, daß Sie nicht jungen Männern Unterricht geben können, die gern gute Liebhaber werden möchten! Sie können Dinge, die kein anderer kann.

Ich würde Ihnen meine Telefonnummer geben, aber ich halte diese gemeinen, obszönen Telefonanrufe nicht mehr aus. Außer vielleicht heute nacht...

Suchen Sie sich eine der hier anwesenden Frauen aus und sagen Sie ihr, was wir mit ihr machen, wenn wir sie mit nach Hause nehmen.

Als du heute morgen das Haus verlassen hast und zur Arbeit gegangen bist, habe ich mich auf deinen Platz rübergerollt, an mir rumgespielt und an dich gedacht.

Erzähl mir eine geile Bettgeschichte!

Laß uns Doktor spielen! Du scheinst Fieber zu haben, aber ich werde dich kurieren. Gib mir deine Hand...

Die Kassiererin lächelt mir zu. Wenn ich sie mit zu mir nach Hause nehme, bringst du mir dann bei, wie man eine Frau verführt?

Häusliche 15-Minuten-Menüs für ein Abendessen vorm Schlafengehen

Wenn man zuviel ißt und trinkt, bevor man miteinander schlafen will, dann hat das eine alles andere als aphrodisierende Wirkung. Machen Sie besser nicht den Fehler, Ihren Mann mit Ihren kulinarischen Talenten beeindrucken zu wollen und ihm diverse Weine aufzutischen, die Sie lieber im Keller oder in der Besenkammer verstecken sollten, statt dessen können Sie den Abend mit einem kostbaren alten Cognac krönen. Heben Sie die feinschmeckerischen Glanzpunkte zum Frühstück auf. Damit können Sie ihn dann eventuell wieder drankriegen, so daß er sich erstmal richtig ausschläft und dann noch einmal frisch aufgelegt ist zu frühnachmittäglichem Sex.

Was haben scharfer Sex und gutes Essen gemeinsam? Beides macht Appetit auf mehr. Beides sind unübertreffliche sinnliche Genüsse des Lebens. Und während die einen ihr sexuelles Verlangen durch übertrieben gastronomische Ausschweifungen überspielen und unterdrücken, benutzen wieder andere den Sex dazu, sich vom Essen abzuhalten. ›Make Love... anstatt‹, ist das Motto einer meiner Freundinnen, und sie hat es sinnigerweise an die Tür ihres Kühlschranks geschrieben. Welch angenehme Ablenkung für unersättliche Naschkatzen.

Essen und Sex haben noch eine weitere entscheidende Gemeinsamkeit: Dieselben Neurotransmitter – die Neropinephrine –, die die sensorischen Botschaften für den Essensbedarf transportieren, sind auch für das Verlangen nach Sex verantwortlich. Die nervlichen Verbindungen, denen wir verdanken, daß wir die Knackigkeit des Selleries, den fein abgestuften Geschmack der Schokoladenplätzchen und den Geruch des jungen Beaujolais registrieren, übermitteln auch den Eindruck seines schön geschwungenen Mundes und seines duftenden Haares.

Was sollten Sie trinken? Nur wenig. Anfänger werden sich angeregt und romantisch fühlen, wenn sie ein Gläschen Champagner trinken. Weinkenner werden animiert und erwärmt durch eine wirklich gute Flasche – am besten, Sie halten immer ein paar halbe Flaschen bereit – das ist die alkoholisch vertretbare Menge. Für die meisten Leute sind üppige Saucen und Pasta-Gerichte etwas Deftiges, und rotes Fleisch wird als besonders ›viril‹ angesehen. Eine kleine Tasse starker Mocca kann genau die richtige Dosis Koffein enthalten, die ihn munter macht für das, was Sie am Abend noch mit ihm vorhaben.

Rezepte für ›Abendmahle‹ vor dem Sex
15-Minuten-Schlemmereien

Für besondere Feinschmecker und Epikuräer

Rühreier mit weißen Trüffeln
Feinste grüne Salate in einer Senf-Vinaigrette
Die verruchteste Schokoladenspeise aus dem
Kühlschrank Rezept Seite 88
Himbeeren
Eine halbe Flasche eines wahrhaft großen Jahrgangs
Cabernet Sauvignon aus Frankreich, Italien oder
Kalifornien

Für einen sehr männlichen Mann

Tatar mit einem Eßlöffel Sahne und einem Teelöffel
gehackter Zwiebel vermischen,
würzen und in Butter braten
Schöne, reife Tomaten mit Olivenöl, Essig, Salz
frisch gemahlenem Pfeffer, Basilikum, Rosmarin und
Brunnenkresse in Vinaigrette servieren

Schokoladenküchlein mit ein bißchen Schokoladeneis
und heißer Vanillesoße anrichten
Dazu ein gutes Bier oder eine halbe Flasche Barolo

Für ein kleines Budget

Kurz gebratene Hühnchenleber mit karamelisierten
Zwiebelscheiben und einem Schuß saurer Sahne
Salat aus Orangenscheiben, Fenchel und Walnüssen
in einer milden Olivenöl-Vinaigrette
Mandel-Vanille-Eis
Eine kleine Flasche einfacher Bordeaux

Für ein sehr leichtes Abendessen

Muscheln (Kamm- oder Jakobsmuscheln) mit
Weißbrotkrumen in einer Tüte durchschütteln und so
panieren, dann salzen, pfeffern und in brauner Butter
sehr schnell sautieren, bis sie außen knusprig und
innen nur leicht warm sind
Zucchini-, Gurken- oder Chicoree-Julienne in Butter mit
einem Schuß Zitrone dämpfen und mit gemahlenem
Kümmel oder frischen Kräutern (Estragon, Pfefferminze,
Koriander oder nur Petersilie) abschmecken
Frische Feigen (siehe Seite 38f.) mit Schlagsahne oder
Crème fraîche Schokoladentrüffel
Eine halbe Flasche Saint Veran oder Mâcon blanc

Snacks für ›hinterher‹

Guter Sex macht Appetit auf mehr. Manchmal bekommt man aber auch einfach nur Hunger. Oder Sie sind träge und ermattet, er aber heißhungrig.

Das ist dann der richtige Moment, um Eis, ›die verruchteste Schokoladenspeise‹ (siehe Seite 88) und andere süße Sachen aus dem Kühlschrank zu holen. Oder eine schnelle Nudel, frisches Obst, Joghurt oder eine Dauerwurst hervorzuzaubern. Wenn Sie rechtzeitig vorgesorgt und ein paar Häppchen fürs Après-Liebesmahl haben, dann können Sie sich ruhig weiter Ihren Träumen hingeben. Er wird sich schon selbst bedienen.

Frühstück ›vorher oder nachher‹

Manche Männer machen am liebsten Sex am Morgen nach einer ordentlichen Acht-Stunden-Nacht. Dann ist auch der Testosteron-Spiegel am höchsten. Manche Männer erwachen immer mit einer Morgenlatte, und es wäre doch zu schade, sie einfach zu vergeuden. Wenn er zögert und nicht weiß, ob Sie ansprechbar sind, dann können Sie's ihm zeigen, indem Sie sich an ihn kuscheln oder die Hand ausstrecken und ihn streicheln. Sie können auch so tun, als wären Sie noch im Tiefschlaf und sozusagen somnambul auf ihn eingehen. Manche Männer haben es besonders gern, wenn sie sich hinterrücks an eine hilflose, gleichgültige Frau heranschleichen können. Möglicherweise macht Ihnen eine solche Vorstellung ebenfalls Spaß. Dann sollten Sie den Wecker eine Viertelstunde zu früh klingeln lassen und sich einem schnellen, heißen... na, Sie wissen schon... hingeben.

Falls es aber Samstag- oder Sonntagmorgen sein sollte, und Sie haben die Kinder bei Freunden unter- oder ihnen beigebracht, Ihre Morgenstunde zu respektieren, oder Ihre Zimmergenossin ausgelagert, dann leisten Sie sich den Luxus eines Frühstücks im Bett. Einer von Ihnen beiden wird es allerdings zubereiten müssen. Losen Sie's aus! Wenn das Tablett schon in der Küche bereitsteht und die Zubereitungen schnell gehen, dann kann es sogar sein, daß er Ihnen zumindest die Hälfte des Weges entgegenkommt.

Frühstück im Bett für (Koch-)Anfänger

Croissants auf dem Toaster aufbacken
Butter, gute Marmelade
Frisches Obst
Selbstgepreßter Orangensaft
Kaffee oder Tee

Frühstück für Lüstlinge

Frischer Beluga-Kaviar oder frischer Lachsrogen
Hörnchen, aufgeschnitten und gebacken
Crème fraîche, saure Sahne oder Frischkäse
Butter und Aprikosenkonfitüre
Russischer Kaffeekuchen
Kaffee oder Tee

Schnellfrühstück im Bett

Geräucherter Lachs
Zitronenviertel
Bestes Obst, wenn's geht Beerenobst
Frischkäse, französischer Käse
Schwarzbrot
Kaffee oder Tee

›Sentimentales‹ Frühstück

Brioche oder Kuchenbrot, aufgeschnitten und als
French Toast zubereitet
Echter Ahornsirup oder Kirschkonfitüre
Frisch gepreßter Orangensaft
Kaffee oder Tee

KALORIENARMES FRÜHSTÜCK FÜR SONDERFÄLLE

Mit braunem Zimt glasierte Grapefruit
Magerjoghurt mit Bananenscheiben und Beeren oder
getoastete, aufgeschnittene Hörnchen mit magerem
Hüttenkäse oder Ricotta, mit Schnittlauch,
Frühlingszwiebeln oder frischen gehackten Kräutern
angerührt
Espresso

Essen als Mittel zum Lustgewinn

Manche Leute schmieren sich gern mit klebrigen süßen Sachen ein, um sich dann genüßlich gegenseitig abzuschlekken. Hier folgt eine keine absolute Vollständigkeit oder Richtigkeit beanspruchende Liste der Delikatessen, die im allgemeinen für Sex-Schleckereien empfohlen werden.

Schlagsahne
Heiße Vanillesoße (nicht zu heiß, bitte!)
Erdnußbutter
Honig
Bananen
Weintrauben
Schokoladen-Éclairs
Eis am Stiel (für einen wahrhaft schwülen Nachmittag)

Improvisation ist hier der beste Ratgeber. Einer Puristin, sowohl beim Essen als auch beim Sex – wie ich es bin –, erscheint eine solche Vermischung pervers, aber für andere Leute ist das Einschmieren mit Eßbarem das reinste, unschuldigste Vergnügen (wenn's richtig glibberig ist), und bei manch anderem mag gerade die Perversität den Spaß noch erhöhen. Ich kenne einen Mann, der wollte immer mal in einer Badewanne voll mit Wackelpudding bumsen. Der Abfluß war noch wochenlang nicht in Ordnung.

Der Film ›9½ Wochen‹ enthält ein demütigendes Liebesspiel, bei dem der Mann der nackten Frau die Augen verbindet und sie vor dem offenen Kühlschrank mit einer Kirsche,

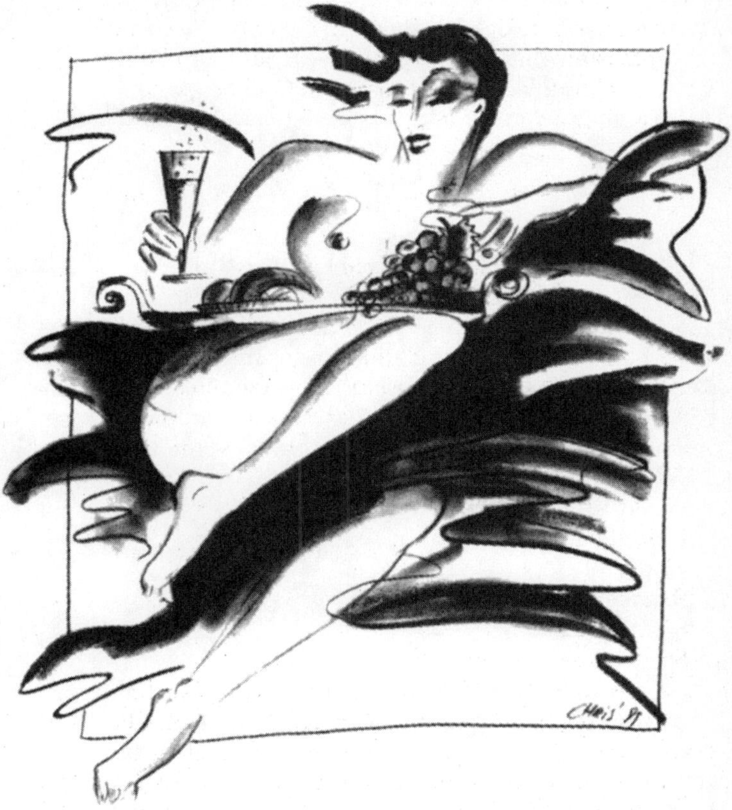

einer Liebestomate und mit Honig füttert, den er ihr übers ganze Gesicht schmiert, und dann zum Abschluß gibt er ihr eine extrem scharfe Pfefferschote. Und das alles zweimal. Das ist wirklich ein Gaumen-Kitzler-Spielchen für Fortgeschrittene... eine Art sadomasochistischer Eat-(Ab)Art.

Aphrodisiaka

Die Wissenschaftler behaupten, es gäbe gar keine Aphrodisiaka, außer vielleicht die Spanische Fliege. Dennoch halten sich hartnäckige Gerüchte über die Wirkung von Ginseng, schwarzen Trüffeln, pulverisiertem Rhinozeroshorn und Schildkrötenblut – je nach folkloristischer Vorliebe. Auf den Inseln der Marquesas reiben sich die Männer mit Kurkuma, auch Turmeric oder Gelbwurz genannt, den ganzen Körper ein. Das hört sich so an, als sei es vielleicht einen Versuch wert.

Vielleicht hat auch Casanova gewußt, warum er jeden Morgen Dutzende von Austern wegputzte. Austern sind sehr zinkhaltig und enthalten damit das wesentliche Mineral für Spermabildung und männliche Hormone.

Die Azteken glaubten, daß Schokolade die männliche Leidenschaft anfachen könnte. Montezuma zutzelte sein Chokolatl – ein kaltes, bitteres Kakaogetränk –, bevor er seinen Harem beglückte. Für mich war schon immer klar, daß Schokolade eine aphrodisierende Wirkung hat. Auf jeden Fall habe ich alles getan, um dieses Gerücht zu verbreiten. Es ist vor allem eine Frage der geistigen Einstellung, ob ein Potenzmittel anschlägt, und wenn Sie daran glauben, daß es wirkt, dann hilft es auch. Ich bin mir da so sicher, daß ich immer eine Schüssel schwerer, dunkler, geheimnisvoller, sündiger Schokoladenspeise in meinem Kühlschrank bereithalte. Schokolade enthält nämlich Phenylethylamin, eine chemische Substanz, die auch der menschliche Organismus produziert – wenn man verliebt ist. Machen Sie also schnell eine Schüssel dieser verruchten Speise – und Schluß mit dem Alleinsein. Suchen Sie sich einen Schokoholiker. Sie werden sehen, daß Sie plötzlich weder Sexualobjekt noch Superfrau, sondern eine Hexe sind.

Die verruchteste Schokoladenspeise

Eine Variation des Rezeptes aus Paula Pecks ›Die Kunst des feinen Backens‹.

750 g halbbittere Schokolade
4 Eigelb
1/2 Tasse Espresso
1/2 Tasse Crème de Cacao
8 Eiweiß
1 Prise Salz
1/4 Tasse Zucker
1 Tasse dicke Schlagsahne

Die Schokolade im Wasserbad schmelzen. Eigelb, Espresso und Crème de Cacao hinzufügen und glattrühren. (Falls die Mischung zu schnell erhärtet, vorsichtig wärmen und gut durchrühren. Dann abkühlen lassen.) Die Eiweiß mit dem Salz steif schlagen, bis kleine Spitzen stehenbleiben. Den Zucker löffelweise hinzugeben und jedesmal gut durchschlagen. Weitere 5 Minuten schlagen oder bis die Masse wirklich fest ist. Dann ziehen Sie die steifgeschlagene Sahne unter die Eischneemasse und schließlich unter die Schokoladenmischung. Füllen Sie die Speise in eine große Glasschale oder in eine Souffléform mit einer Manschette aus Pergamentpapier. Falls Sie die Speise für eine mitternächtliche Verabredung brauchen, dann nehmen Sie ein Deckelglas. Lassen Sie sie im Gefrierfach mindestens 15 Minuten auskühlen, bevor Sie sie servieren. (Auch gefroren schmeckt die Masse vorzüglich.)

Wenn Sie die Zeit haben, die Sache wirklich üppig zu gestalten, dann machen Sie noch eine Soße dazu, indem Sie eine Tasse geschlagener süßer Sahne mit einer Tasse saure Sahne und einem Teelöffel Vanilleextrakt mischen.

Wahre Aphrodisiaka sind

Gelungener Sex
Der Morgen – für manche Männer genügt dieser Anlaß, um eine Erektion zu bekommen
Gymnastik und gesunde Ernährung
Ein neuer Partner
Heiße Höschen, wie man Sie in manchen Sexshops kaufen kann

Bodenübungen – Liebesspiele auf dem Tanzparkett

Tanzen kann das sexuelle Feuer entzünden. Wenn Sie mit Ihrem Körper all das machen, was Sie gut können, ist es aufregend anzuschauen, und Sie versetzen sich selber dadurch so in Hochstimmung, daß Sie bis an den Rand der Erschöpfung tanzen und toben. Haben Sie schon einmal bemerkt, daß eine Art zu tanzen sehr sexy ist und die andere gar nicht? Stellen Sie sich einmal neben der Tanzfläche auf. Verstehen Sie jetzt, was ich meine? Man kann emsig tanzen und sportlich, damenhaft oder traurig verkrümmt. Oder man kann sich weich und verführerisch und animalisch bewegen.

Eng umschlungen zu tanzen ist natürlich in jedem Fall sexy. Vor allem, wenn beide das gleiche Anliegen haben. Das Licht ist gedämpft. Sie verlieren alle Hoffnungen. Rund herum verschwimmt alles, während Sie sich beide aneinanderschmiegen. Seine Knie schieben sich zwischen Ihre Beine, und es kommt eine erotische Berührung zustande, die vielleicht sogar bis zum Höhepunkt führt... mitten auf der Tanzfläche. Auf jeden Fall sind Sie beide reif für einen kleinen Sprung nach Hause, eine schnelle Dusche, die weitere Möglichkeiten für erregende Vorspiele bietet.

Wollen Sie die Hitze des Augenblicks gleich nutzen, dann heißt es, eine dunkle Ecke suchen, und dann tut's jedes Stückchen Fußboden. Spiele für Fortgeschrittene bedeuten, daß nichts aufgeschoben wird, wenn Sie beide angeheizt sind. Hinter einer Tür verborgen, auf einem Pelzmantel am Boden der Bibliothek, auf der Tischtennisplatte des Hobbyraums oder auf einer Badematte im Vorraum der Sauna. Lassen Sie Ihre Lust nicht wieder verfliegen. Nutzen Sie sie... wo immer sie Sie anwandelt!

Fjord-, Wort- und Freiluftspiele – und andere Amüsements

Am Fjord spielt man selbstverständlich am besten mit den einheimischen Skandinaviern. Das erwähne ich nur, um Sie daran zu erinnern, daß ein Vorspiel im Freien immer seinen besonderen Reiz hat, sei es nun in der Hängematte, am Strand, in den Dünen versteckt oder im Skilift.

Hier sind Möglichkeiten für diverse weitere Vorspiele, die Sie vielleicht ausprobieren wollen... oder auch nicht.

Das *Kuschelspiel* – unter einem flauschigen Fell
Das *Muschelspiel* – nur ein bißchen Rummuscheln, ohne daß das Herz wirklich beteiligt ist
Das *Falschspiel* – Sie tun so, als hätten Sie, wenn Sie keinen haben, und leugnen, wenn Sie einen Orgasmus hatten
Das *Knallspiel* – ein sadistisches Ohrfeigen-Vorspiel
Das *Ratespiel* – Sie flirten und fummeln mit ihm herum, während Sie krampfhaft versuchen, sich zu erinnern, wie weit Sie beim letztenmal gegangen sind
Das *Wechselspiel* – zwei Paare heizen sich an in Erwartung einer Orgie: Partnertausch nicht ausgeschlossen
Das *Froschspiel* – Sie unterhalten sich über Froschschenkel ›Provençal‹, sagen ›Sei kein Frosch‹ und küssen ihn in der Hoffnung, daß er sich in einen Prinzen verwandelt
Das *Ballonspiel* – Sie lassen sich fesseln und beim Vorspiel hochgehen
Das *Verkehrsspiel* – jemanden küssen, damit er einem entweder die U-Bahn bezahlt oder den Flug in die Ferien
Das *Müffelspiel* – sich küssen und umarmen, ohne sich vorher zu waschen
Das *Trüffelspiel* – das Vorspiel beginnen, während man noch die getrüffelte Entenleberterrine als Vorspeise vor sich hat
Forensische Spiele – Intimitäten mit Juristen, Gerichtsmedizinern und Staatsanwälten

Kopfspiele – sehr eigenartige fetischistische Spielart
Fremdgehen – nur mit illegalen Einwanderern flirten

P.S. Hüten Sie sich vor Tri-Sexuellen, da sie nur Triolen, Tribadie und andere Tri-eb-Varianten im Sinn haben. Vor OMO-Sexuellen, die nur in einem Waschsalon zum Höhepunkt kommen. Und vor Pan-Sexuellen, die Sie entweder unter den Pan-Toffel kriegen wollen, Panik machen oder Sie in einer Pan-Am-Maschine vernaschen wollen.

Bringen Sie sich selbst in Stimmung

Es gibt Abende, da ist alles dazu angetan, Sie anzutörnen. Seine Stimme, das, was Sie beim Abendessen reden. Die Erinnerung an das letzte Zusammentreffen mit ihm. Seine Finger an Ihrem Mund. Der Druck Ihrer Knie an seinen. Ihre Fantasievorstellungen von dem, was passiert, wenn Sie beide endlich allein sind. Sie sind erhitzt und scharf, erregt und schon ganz feucht. Solche Anmache und das Vorspiel insgesamt können stundenlang fortgesetzt werden, bis es kaum vorstellbar ist, daß Sie jemals schärfer und mehr angetörnt sein könnten.

Die Bereitschaft zum Liebesakt ist jederzeit hervorrufbar, wenn immer man es selber will. Wenn Sie bisher alles verstanden haben und die Philosophie der sexuellen Selbstsicherheit begreifen können, wenn Sie die Sinnlichkeitsprüfung bestanden haben, dann müssen Sie eigentlich die Bilder und Rituale kennen, durch die Sie in der Lage sind, sich sexuell zu stimulieren. Wie leicht kann man sich anheizen, wenn man seine Gedanken dazu benutzt! Aber das machen nur sehr wenige Frauen von sich aus. Wir haben immer eingebläut bekommen, daß wir dafür sorgen müssen, daß unsere Partner sexuell erregt werden; das war's, was wir über Sex gelernt haben.

Ein bekannter Porno-Darsteller wurde einmal gefragt, was er denn täte um drehbuchgemäß in der Lage zu sein, mit jemandem Sex zu machen, auch wenn er kein besonderes Verlangen danach hätte. »Ich bringe mich in Stimmung«, antwortete er, »genau wie es Schauspieler für ihre Rolle tun.« Nur wenige von uns versetzen sich ganz bewußt ›in Stimmung‹. Die meisten Frauen steigen Abend für Abend ins Bett und warten darauf, daß ihre Partner von sich aus den Beischlaf initiieren und ihr Blut in Wallung bringen. Eine intime Geste der Zärtlichkeit oder auch der Schock eines plötzlichen Überfalls rufen sexuelle Reaktionen hervor oder auch die Bereitschaft, die Ihren Mund oder Ihre Hand dazu anregt, ihn an den Stellen zu berühren, an denen es ihm angenehm ist. Da wir nicht in der gleichen Weise momentan bereit sein müssen wie der legendäre Porno-Star vor der laufenden Kamera, sind wir eher zerstreut und warten auf den besonderen Kick, der uns aufputscht. Versuchen Sie ganz bewußt, zur Schlafenszeit alle alltäglichen Gedanken aus Ihrem Hirn zu verbannen, und lassen Sie statt dessen eine erotische Filmvorschau vor Ihrem inneren Auge Revue passieren – Bilder, die Sie brauchen, um sich aufzuheizen und schließlich Lust zu bekommen.

»Es ist schmeichelhaft für mich, wenn eine Frau den ganzen Abend nur durch meine bloße Anwesenheit erregt ist«, versicherte mir einer meiner besten Liebhaber. »Dahingegen kann ich das Gefühl nicht ausstehen, daß eine Frau nur daliegt und wartet, was ich tun werde, um sie scharf zu machen, falls ich sie überhaupt antörnen kann.«

Damit will ich nicht sagen, daß eine Frau immerzu herumlaufen und ihre ständige Bereitschaft ›anzeigen‹ sollte. Wenn man mit jemandem zusammenlebt, der ständig scharf ist, dann kann das in Tyrannei ausarten, weil es einem dann nie selber möglich ist, den anderen zu überraschen, zu überrumpeln, zu verführen oder herausfordern zu können. Aber sich von Zeit zu Zeit selber für die eigene Erregung verantwortlich zu fühlen und genau zu wissen, was nötig ist, um sie so zu intensivieren, daß man zum Höhepunkt kommt, das bedeutet, daß man seinen Orgasmus selber in der Hand hat. Ob Ihr Liebhaber müde ist, unkonzentriert oder uninteressiert – das alles macht Ihnen dann nichts aus.

Wenn Sie sich selber dafür verantwortlich fühlen, dann haben Sie garantiert Ihr Vergnügen. Sie lernen Ihre sexuellen Bedürfnisse genau kennen, ebenso Ihr Timing und Ihren eigenen Rhythmus und die Notwendigkeit Ihrer klitoralen Stimulierung. Und Sie kennen auch die für Sie günstigsten Stellungen. Sie möchten sich vielleicht mit Ihrer Klitoris an seinem Schienbein, seinem Knie oder seinem Fuß reiben, während Sie seinen Penis im Mund haben. Oder, wenn Sie auf ihm reiten, dann können Sie sich intensiv an seinem Schambein reiben und so die Klitoris stimulieren. Wenn er oben ist, kann Ihr gut trainierter, kräftiger Unterleib eine besondere Winkelstellung bilden, die für Sie ebenfalls Lustgewinn bringt. Wenn Sie für ihn die Beine breitmachen, und er berührt Sie nicht vorher, dann streicheln Sie sich eben selbst. Er kommt dann vielleicht sogar auf die Idee, Ihnen dabei behilflich zu sein. Und wenn Sie erst Ihren mysteriösen G-Punkt gefunden haben, können Sie eine Position einnehmen, in der Ihr Partner ihn berührt, und sich ihm fest entgegenpressen, wenn seine Stöße zu sanft sind.

Wenn er merkt, daß Ihre Anforderungen an ihn nicht überhoch sind, dann fühlt er sich wahrscheinlich auch freier, entspannter, weniger unter Streß und ... jünger, leistungsfähiger.

Es stimmt, ein geschickter und liebevoller Lover kann Sie zu unvorstellbaren sexuellen Höhenflügen führen. Aber selber zu wissen, was wissenswert ist, und von Tag zu Tag mehr Lust auf Sex zu entwickeln, das kann Sie von ganz allein in unglaubliche Ekstase versetzen, und mit jedem nur einigermaßen brauchbaren Bettgenossen, der nichts weiter sein muß als ein möglichst williger Mitspieler, werden Sie ans Ziel gelangen.

Schatzsuche oder wie Sie Ihren G-Punkt ausfindig machen

Es gab leidenschaftliche Debatten darüber, ob dieser kleine Gewebebereich an der Vorderseite der Vagina, etwa sechs Zentimeter vom Scheideneingang entfernt, bei jeder Frau gleicherweise besonders empfindlich auf Druck reagiert. Richtig stimuliert – durch ziemlich intensiven Druck – ist dieser Fleck, der nach seinem ursprünglichen Entdecker, Dr. Ernest Grafenberg, als G-Punkt bezeichnet wird, in der Lage, bei manchen Frauen einen Orgasmus oder auch eine ganze Serie von Orgasmen auszulösen, und es wird berichtet, daß dadurch bei einigen Frauen eine Art Ejakulation stattfinden kann, bei der eine Flüssigkeit austritt, die durchaus dem männlichen Ejakulat vergleichbar ist.

Diese Entdeckung war ein schwerer Schlag für die Anhänger der Theorie, daß für jeden weiblichen Orgasmus klitorale Stimulation nötig ist. Aber keine schlechte Nachricht für die Frauen. Sexualtherapeuten bauen vielleicht ihre Karriere auf dem Streitpunkt auf, ob oder ob nicht, aber für die meisten Frauen ist ein Orgasmus eben ein Orgasmus, und je mehr, desto besser. Während sich also die Experten weiter streiten, ob es diesen G-Punkt – dieses göttliche Fleckchen in der vaginalen Landschaft – tatsächlich gibt und wo, haben abenteuerlustige Lover ihn längst entdeckt. Ebenso haben nun manche Frauen eine Erklärung dafür, weshalb festes Stoßen in bestimmten Stellungen so überaus lustvoll sein kann. Und Frauen, bei denen beim Orgasmus ein Sekret herausgeschleudert wird (das aber nichts mit Urin zu tun hat), wissen nun, daß sie nicht ganz allein dastehen mit diesem Phänomen, auch wenn es sehr selten vorkommt.

Führt fester Druck auf den G-Punkt wirklich zum Orgasmus? Manche Frauen behaupten, ja. Zur Übung sollten Sie Ihren G-Punkt zu finden versuchen und dann entscheiden,

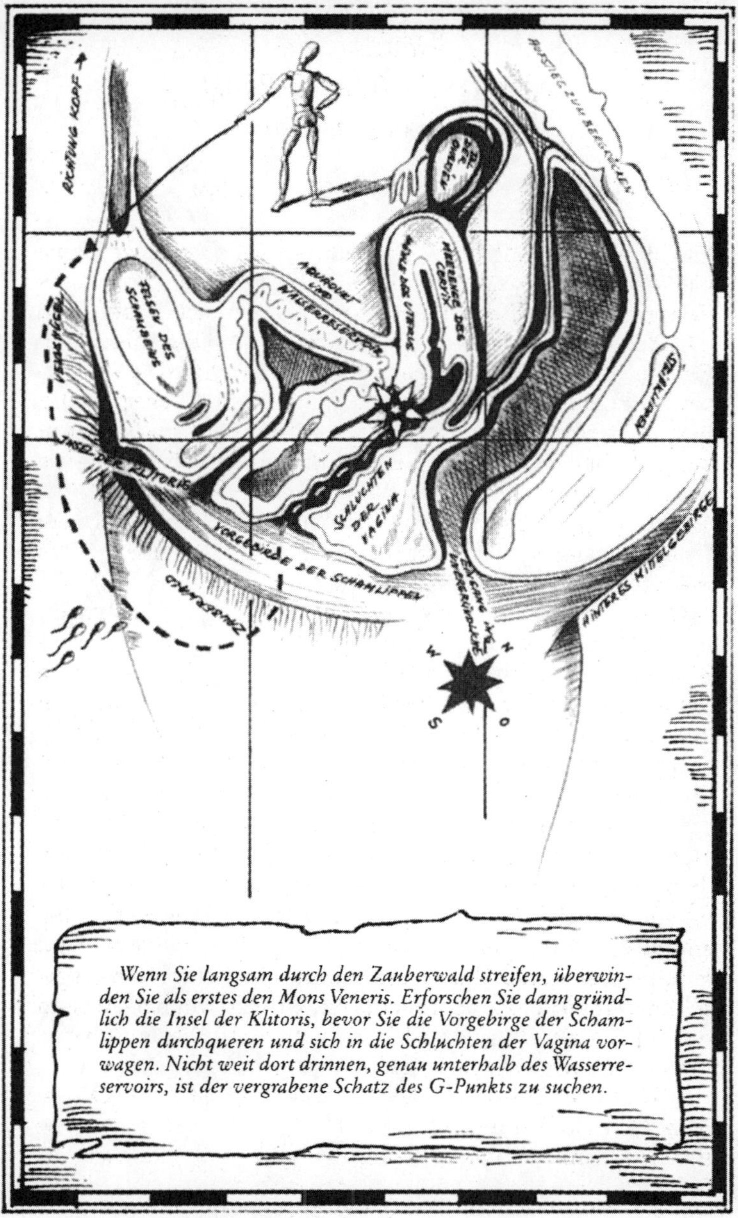

Wenn Sie langsam durch den Zauberwald streifen, überwinden Sie als erstes den Mons Veneris. Erforschen Sie dann gründlich die Insel der Klitoris, bevor Sie die Vorgebirge der Schamlippen durchqueren und sich in die Schluchten der Vagina vorwagen. Nicht weit dort drinnen, genau unterhalb des Wasserreservoirs, ist der vergrabene Schatz des G-Punkts zu suchen.

ob er Sie glücklich macht. Heben Sie den Schatz mit Ihren eigenen Fingern, nehmen Sie einen Vibrator zu Hilfe oder auch die neugierige Hand eines guten Freundes.

Methode I: Folgen Sie der Spur auf der Landkarte, bis Ihr suchender Finger oder der Vibrator die empfindliche Stelle auf halbem Weg zwischen dem Schambein und dem Gebärmutterhals geortet hat. Dr. Desmond Heath beschreibt, welcher Druck am besten wirkt: Er schlägt vor, der Mann solle seinen Finger einführen und dann abknicken, so daß er sich mit dem ersten Fingerglied hinter dem Schambein festhaken kann. Dann solle er so tun, als wolle er Sie an diesem Finger hochheben. »So stark muß der Druck sein«, behauptet er.*

Methode II: Legen Sie sich in der Löffelchen-Position vor Ihren Partner. Lassen Sie ihn von hinten und unten in sich eindringen. Dann drehen Sie Ihren Unterkörper, bis seine festen Stöße ein unerträglich aufregendes Lustgefühl in Ihnen hervorrufen.

Auch Positionen, bei denen die Frau oben ist und andere, bei denen das Eindringen von hinten geschieht, können den G-Punkt stimulieren. Die Suche nach dem G-Punkt ist fast so vergnüglich wie die Entdeckung.

* ›The State of the Art of Female Ejaculation‹ von Dawn Stover in ›Journal of Sex Research‹, Mai 1984.

69 Möglichkeiten, sich antörnen zu lassen

Vielleicht wollen Sie diese Seiten aus dem Buch rausreißen, um sie an einer Stelle anzubringen, wo Sie sie immer vor Augen haben.

1. Küssen. Weiche Lippen. Verliebtes Küssen.
2. Komplimente. Etwas Ausgefallenes, was er ehrlich meint.
3. Küssen. Küsse auf den Hals und die Ohrläppchen. Küssen der Augenlider. Küssen der kleinen Kuhlen über dem Schlüsselbein.
4. Er schaut Sie an, als würde er Sie anbeten (aber nur, wenn es auch der Wirklichkeit entspricht).
5. Er liest Ihnen etwas vor. Seine Lieblingsgeschichten. Seine Lieblingsgedichte.
6. Er schickt Ihnen Blumen, einfach weil heute Dienstag ist.
7. Schmusen im Auto.
8. Er hält Ihr Gesicht zwischen den Händen, während er Sie küßt.
9. Küssen. Er küßt Ihren Mundwinkel und beißt Sie spielerisch. Zungenküsse.
10. Er entkleidet Sie.
11. Er zieht Sie langsam aus und liebkost nacheinander alle von der Kleidung befreiten Körperteile.
12. Nackt zur Radiomusik mit ihm tanzen.
13. Eine lange, eindringliche erotische Massage.
14. Küssen. Die Finger küssen, die Handflächen, den Puls an der Innenseite der Handgelenke. Er nuckelt an Ihren Fingern, leckt Sie zwischen den Fingern.
15. Er bringt Ihnen ein Glas Champagner an die Badewanne und ein angewärmtes Handtuch.
16. Er nimmt die Dusche mit dem Massagekopf und führt sie über Ihre Brüste, Ihre Schenkel auf die Klitoris.
17. Er wird fordernd. Er küßt Sie hart. Er wirft Sie über die

Stuhllehne und küßt Ihren Po, drückt dabei seine Handfläche auf Ihren Genitalbereich und besonders auf die Klitoris, aber ohne Ihnen das Höschen auszuziehen.

18. Er sagt an, was Sie tun müssen. Er bringt Sie dazu, zu sagen, was er mit Ihnen machen soll, und besteht darauf, daß Sie alle schweinischen Wörter benutzen.
19. Er drückt seine Schenkel gegen Ihren Genitalbereich und hält Ihnen die Hände über dem Kopf zusammen, als wollte er Ihnen Gewalt antun.
20. Küssen. Die Brüste, die Brustspitzen, die Unterseite der Brüste. Er sagt etwas Anerkennendes über Ihren Busen. Ein Gedicht. Er liebkost Ihre Brüste mit den Händen, Fingerspitzen, Wangen. Streicheln, festhalten, so fest drükken, daß es fast weh tut und aufhört, Spaß zu machen, so daß Sie es ihm sagen müssen...
21. Knabbern. Lecken. Saugen. Nicht ganz ernst gemeinte Bisse.
22. Er trägt sie auf seinen starken Armen. Toll. Vor allem, wenn er Sie ins Bett trägt.
23. Er küßt Ihnen die Fußsohlen, den Spann, massiert Ihnen die Füße, saugt an den Zehen.
24. Er küßt eine Blume und benutzt sie dann dazu, Ihren nackten Körperumriß entlangzufahren, Ihre Beine zu öffnen, Ihre Nippel und die Klitoris zu streicheln.
25. Er küßt Ihren Bauch, den Bauchnabel (falls Sie nicht zu kitzlig sind), die Gelenke, die Innenseite der Gelenke. Er liebkost Ihren Venushügel. Die Innenseiten der Schenkel und die Kniekehlen.
26. Er mag Ihren Körpergeruch. Die Sonne auf Ihrer Haut. Wie Sie nach dem Bad riechen. Ihr Parfum. Ihren angenehmen Vaginalgeruch. Den Moschusduft Ihrer Vagina, wenn Sie erregt sind.
27. Er bittet Sie, vor seinen Augen zu masturbieren... und macht es Ihnen gleich, indem er sich selbst erregt.
28. Küssen. Küsse sehr hoch oben an den Schenkeln. An der Vulva. Sein Atem auf Ihrer Klitoris. Kreisförmige Streichelbewegungen. Sanfte Küsse rundherum. Vorsichtiges Berühren. Die Haut darüber hin- und herschieben.

Daran saugen. Oder nur ganz leichter Druck, fast ohne direktes Berühren. Kleine Bißchen. Ganz sanfte. Seitliches Hin- und Herbewegen mit der Zungenspitze. Das Gesicht hineindrücken.

29. Sein offensichtlicher Genuß an Ihrem Geschmack.
30. Er erzählt Ihnen, daß er eine Überraschung für Sie hat, während er Sie gerade küßt und noch Ihre Feuchtigkeit auf seinen Lippen hat.
31. Er erzählt Ihnen eine Bettgeschichte, in der Sie die Heldin sind.
32. Er sagt, was er an Ihnen alles besonders aufregend oder toll findet. Was er so gehört hat über Sie und was er selber festgestellt hat. Und daß alle Frauen, die ihm früher einmal etwas bedeutet haben, jetzt eifersüchtig auf Sie sind.
33. Er fragt nie, ob Ihnen das eine oder andere gefällt, aber er beobachtet Sie aufmerksam. Und wenn Ihnen etwas nicht gefällt, dann läßt er es.
34. Er legt Hand an Sie. Nicht wirklich ernsthaft, es sei denn, Sie wollen es.
35. Er sagt Ihnen, Sie würden irgend etwas am allerbesten machen.
36. Er zeigt es Ihnen, wenn Sie ihm gefallen. Das gibt er Ihnen sogar manchmal schriftlich, zusammen mit einer Süßigkeit, die er Ihnen durch einen Boten zukommen läßt.
37. Er sieht Sie hin und wieder an, wenn er Sie küßt und wenn er Sie leckt.
38. Er liebt Ihre Füße. Er streichelt die Innenseite des Spanns, wenn Sie beim Essen im Lokal sind. Er zieht Ihnen unter dem Tisch die Schuhe aus, nimmt Ihren Fuß zwischen seine Schenkel, drückt ihn gegen seinen Hodensack, so daß Sie mit den Zehen seinen Schwanz berühren können.
39. Er füttert Sie.
40. Er sagt Ihnen, was er später gern mit Ihnen machen würde.
41. Er teilt Ihnen am Telefon mit, welche Fantasievorstellungen er hat und was er gern in dem Moment mit Ihnen tun

würde. Er bittet Sie, ihm unbedingt zu sagen, wie dieses Gespräch auf Sie wirkt, weil ihn das ganz scharf und verrückt macht.

42. Er verführt Sie im Taxi und läßt den Taxifahrer Ihre Höschen und Ihren Strumpfgürtel sehen.
43. Wenn Sie beide gemeinsam am Wochenende verreisen, dann schreibt er ein Postkarte und schickt Sie an Ihre Adresse und teilt Ihnen darauf mit, wie glücklich er mit Ihnen gewesen ist.
44. Er kommt zu Ihnen in die Badewanne oder unter die Dusche. Er berührt und liebkost Sie mit der Seife, dem Waschlappen, mit seinen Händen und seinem Mund. Dann trocknet er Sie ab, pudert Sie und parfümiert Sie von oben bis unten.
45. Er glaubt, er kann Ihnen nie deutlich genug sagen, wie wundervoll er Sie findet. (Wenn er meint, was er sagt, dann kann er es gar nicht oft und deutlich genug tun.)
46. Er kann die Hände nicht von Ihnen lassen. Muß er auch nicht! Natürlich wird er Sie nicht in Verlegenheit bringen wollen, aber es muß ja nicht auffallen, daß er seine Hände auf Ihrem Hinterteil hat, während der Ober Sie zu Ihrem Tisch geleitet.
47. Er zerrt Sie in einen dunklen Toreingang und küßt und befummelt Sie am ganzen Körper.
48. Er treibt es mit Ihnen im Kino, im Fahrstuhl, in der Herrentoilette, auf dem Vaporetto in Venedig, auf der zweiten Plattform des Eiffelturms oder in der Unterwäscheabteilung von Bloomingdale's, N. Y.
49. Er kauft Ihnen die Unterwäsche, die er gern an Ihnen sieht.
50. Er bittet Sie, sie ihm vorzuführen.
51. Er kauft Ihnen ein ganz unsinniges Spielzeug.
52. Oder ein Sexspielzeug.
53. Er nimmt Sie immer wieder in den Arm, liegt gern lange Körper an Körper mit Ihnen im Bett, drückt Sie ganz fest an sich, nachdem Sie miteinander geschlafen haben, und schlummert in Ihren Armen ein.
54. Er bringt Ihnen auf dem Tablett das Frühstück ans Bett,

verspeist gemeinsam mit Ihnen die Croissants und die tropischen Früchte, um dann schnell das Tablett neben dem Bett abzustellen und Sie zu lieben.

55. Er schwänzt die Arbeit und bleibt den ganzen Tag mit Ihnen im Bett, was am Wochenende nicht ganz so beeindruckend wirkt, aber auch nicht zu verachten ist.
56. Er bringt Sie erst vier-, fünfmal zum Orgasmus, bevor er in Sie eindringt.
57. Er spielt auch hinterher weiter mit Ihnen, bis Sie noch vier, fünf, sechs weitere Höhepunkte haben.
58. Er hört erst auf, wenn Sie um Gnade flehen.
59. Er schaltet mitten im Finale eines Worldcup-Spiels den Fernseher aus, weil er plötzlich Lust hat, mit Ihnen zu schlafen.
60. Er ist fast erschreckend in seiner Intensivität.
61. Küsse. Küsse auf den Po. Streicheln der Pobacken. Kreisförmige Massagebewegungen mit abwechselnd sanftem und besitzergreifendem Druck. Er leckt die Pofalte, steckt vorsichtig seinen sehr gut angefeuchteten Finger hinein, probiert, ob es Ihnen gefällt, dringt versuchsweise tiefer ein, wenn Sie es gestatten, und reibt dabei gleichzeitig mit dem Daumen die Klitoris, um Sie richtig scharf zu machen.
62. Er bindet Sie mit seidenen Bändern an den vier Bettpfosten fest und quält Sie zum Spaß.
63. Er setzt eine der erotischen Fantasien, die Ihnen wirklich am Herzen liegen, in die Tat um. Bestellt zum Beispiel einen Fremden (den er gut genug kennt, um sicher zu sein), der dann nach seinen Anweisungen mit Ihnen schlafen muß. Oder er macht sich zu Ihrem Sklaven, läßt Sie die Hure spielen... Dazu müssen Sie sich aber sehr gut kennen.
64. Er steckt eine Perlenkette in Ihre Vagina und holt sie langsam, Perle für Perle, wieder heraus.
65. Er besteht darauf, daß Sie am Abend beim Ausgehen keine Unterwäsche tragen.
66. Er bumst Sie, während Sie voll angezogen sind, indem er einfach Ihren Slip beiseiteschiebt, nachfühlt, ob Sie

feucht genug sind, und dann ohne viel Rücksicht in Sie eindringt.

67. Er reißt Ihnen die Wäsche vom Leib und dringt noch im Stehen in Sie ein.
68. Er bringt eine Muschel von seinem Strandspaziergang mit, in die er seinen Namen geschrieben hat und dazu ›Ich liebe Dich‹.
69. Er macht Ihnen einen Heiratsantrag. Richtig schön altmodisch. Und äußerst erotisch.

69 Möglichkeiten, ihn anzutörnen

1. Küssen. Weiche Lippen. Verliebtes Küssen.
2. Komplimente. Etwas Ausgefallenes, das Sie wirklich meinen.
3. Küssen. Küssen Sie seine Mundwinkel. Neckisches Beißen. Zungenküsse.
4. Geschlossene Lippen. Seine Zunge nicht eindringen lassen. Dann plötzlich an seiner Unterlippe saugen und leicht daran herumkauen.
5. Sie lassen sich von ihm überreden, auch wenn Sie schon von vornherein wollten.
6. Sie mögen seine Gerüche. Die Sonne auf seiner Haut. Den Duft seines Rasierwassers. Wie er nach sechs Sätzen Tennis riecht. Sie zeigen ihm Ihre Vorliebe für all seine Gerüche.
7. Küsse. Sie küssen seine Finger. Seine Handflächen. Sie lecken seine Hände. Saugen an seinen Fingern, lecken ihn zwischen den Fingern.
8. Sie lassen sich von ihm ausziehen. Ein bißchen widerstrebend. Sie sträuben sich. Sie lassen sich von ihm den Slip runterreißen.
9. Sie ziehen ihn langsam aus und liebkosen nacheinander alle von der Kleidung befreiten Körperteile.
10. Sie reißen ihm das Hemd vom Leibe... zerren ihn aus der Unterwäsche.
11. Nackt zur Stereomusik mit ihm tanzen.
12. Ihm eine lange, liebevolle Massage mit Mandelöl angedeihen lassen.
13. Sie schicken ihm Blumen, weil er den Geruch der Freesien so gern hat.
14. Sie sagen ihm in einem Gedicht, wie wunderbar es vergangene Nacht bei ihm war.
15. Sagen Sie ihm, Sie würden das Abendessen am liebsten im Bett mit ihm einnehmen und dabei einen Porno an-

schauen. Dann spielen Sie die schönsten Stellen des Films mit ihm nach.

16. Sie bitten ihn, den *Playboy* oder *Penthouse* mit Ihnen anzuschauen und Ihnen seine Lieblingsbusen und -fotzen zu zeigen.
17. Sie bitten ihn, zu masturbieren, während Sie seine Hoden lecken.
18. Sie gestehen ihm, Sie seien so scharf, daß Sie nicht mehr warten könnten, bis Sie zu Hause sind, sondern sofort mit ihm ins nächste Hotel wollen. Oder ins Autokino.
19. Bringen Sie ihm den Lunch in sein Büro und dazu eine Flasche Champagner und schließen dann die Tür ab.
20. Drängen Sie ihn in eine kleine Kammer und reiben Sie sich wie wild an ihm.
21. Zwicken Sie ihn in aller Öffentlichkeit in den Hintern, wenn Sie wissen, daß es keiner sieht.
22. Flirten Sie mit ihm, als wären Sie nicht schon jahrelang mit ihm verheiratet.
23. Starren Sie ihn lange an. Dann lächeln Sie.
24. Rumpeln Sie mit ihm zusammen.
25. Lassen Sei ihm ein duftendes Schaumbad ein und waschen ihn von Kopf bis Fuß, wobei sie seinem schönen Schwanz besondere Aufmerksamkeit widmen.
26. Kaufen Sei ihm eine Gummi-Ente für die Badewanne.
27. Packen Sie ihn beim Kragen: »Ich will nicht mehr länger warten.«
28. Streicheln Sie ihn, drücken Sie dabei fester zu, als Sie selbst es für sich gern hätten, denn er wird es so gernhaben.
29. Küssen Sie ihn ungestüm, zerren Sie ihn aufs Bett oder zu Boden und öffnen Sie ihm den Reißverschluß.
30. Fordern Sie ihn zum Ringkampf heraus.
31. Sagen Sie ihm, was er mit Ihnen im Bett machen soll... oder im Taxi auf dem Nachhauseweg.
32. Küssen. Küsse auf den Hals und auf die Ohrläppchen. Küsse auf die Augenlider. Küsse auf alle Kuhlen und Gelenke. Knabbern Sie an seinen Ohrläppchen, aber

sanft. Stecken Sie Ihre Zunge in sein Ohr – ein bißchen nur und ganz kurz, um zu sehen, ob es ihm gefällt.

33. Reiben Sie Ihren Körper beim Tanzen an seinem. Pressen Sie Ihre Brüste an ihn, während Sie ihn ganz beiläufig küssen.
34. Halten Sie seine Hände über seinem Kopf fest, während Sie sich auf seinem Schwanz auf- und abbewegen, so daß er sich wie Ihr Gefangener vorkommt.
35. Küssen. Seine Nippel küssen. Seine Brustmuskeln mit festem Druck liebkosen. Seine Nippel mit den Fingern und mit der Zunge schnell antippen. Leicht daran kauen. Ziemlich fest reinkneifen, wenn er Ihnen gezeigt hat, daß es ihn scharfmacht.
36. Knabbern. Lecken. Saugen. Nicht ganz ernst gemeinte Bisse.
37. Sie gehen zu ihm in die Badewanne oder unter die Dusche. Sie setzen sich in der Wanne auf ihn. Sie spielen mit der Gummi-Ente an seinen Eiern. Dann trocknen Sie ihn ab.
38. Sie küssen seinen Bauch. Die Innenseiten seiner Schenkel. Sie berühren ihn in der Schamgegend, aber nicht direkt, drücken fest zu. Küsse in die Kniekehlen.
39. Sie küssen seine Fußsohlen. Massieren ihm die Füße und die Knöchel. Nuckeln an seinen Zehen.
40. Sie setzen sich auf sein Gesicht.
41. Sie genießen es.
42. Sie lassen es sich kommen. Gewaltig.
43. Sie lecken ihn, während er Sie leckt, auch wenn Sie es nicht so ausgesprochen gern tun, weil es Sie von Ihrer Lust ablenkt. Sie tun's, weil *er* es mag.
44. Lutschen Sie an Ihrem Daumen, wenn er Sie stößt, und stellen Sie sich vor, es wäre noch ein Schwanz.
45. Bitten Sie ihn, sich auf einen Stuhl oder auf die Bettkante zu setzen, wenn er nackt ist, so daß Sie sich zwischen seine Beine knien und zu ihm herabbeugen können.
46. Binden Sie ihn mit seinen Händen und Füßen mit Bändern oder Gürteln an die Bettpfosten, um ihn aus Spaß zu foltern.

47. Lassen Sie ihn Ihre Unterwäsche anprobieren.
48. Sagen Sie ihm, Sie mögen seine Hände, seine Augen, seinen Mund, seinen Hintern und was sie sonst noch wirklich mögen. Es gibt da keine besonderen Regeln. Tun Sie einfach, wonach Ihnen gerade ist.
49. Ziehen Sie Ihre Schuhe aus, und stecken Sie Ihren Fuß unterm Tisch zwischen seine Beine, so daß Ihre Zehen mit seinem Schwanz spielen können. (Aber nur, wenn ein Tischtuch da ist.)
50. Sie legen ihn an die Leine. Wenn er mitmacht.
51. Sie äußern Ihre Lust. Machen Geräusche. Sagen ihm, daß es nicht nur Sex ist, sondern Sex... mit ihm.
52. Sie gehen mit Stiefeln ins Bett und mit einem Strapsgürtel aus Spitze.
53. Sie bitten ihn, Ihre Stiefel zu lecken.
54. Sie ziehen sich im Taxi einfach den Slip aus und stecken ihn ihm in die Tasche.
55. Sie bringen ihn dazu, sich vor einen Spiegel zu stellen, dann knien Sie sich vor ihm hin und blasen ihm einen.
56. Sie erzählen ihm am Telefon Ihre Fantasievorstellungen von dem, was Sie gern mit ihm tun würden, und sagen ihm, was es für Sie bedeutet, darüber zu reden. Und was Sie gerade anhaben... sehr kleine reinseidene... Und was Sie mit Ihren Fingern tun, während Sie mit ihm reden...
57. Sie lassen es ihn wissen, wenn er etwas tut, was Sie wirklich ganz toll finden. Vielleicht schreiben Sie's ihm. Geben Sie ihm zu verstehen, daß Sie ein ganz neues Gefühl, eine sexuelle Sensation mit ihm erleben, die Sie vorher noch nicht kannten. Wenn es stimmt.
58. Küssen. Sein Hinterteil küssen. Die Pobacken streicheln, kreisförmige Massagebewegungen mit abwechselnd sanftem und besitzergreifendem Druck. Die Pofalte lekken. Die Zunge hineinstecken. Mit der Zunge oder mit einem sehr gut angefeuchteten Finger versuchsweise eindringen. Nur ein bißchen, um zu sehen, ob es ihm gefällt, dann tiefer, wenn er es gestattet. Und noch tiefer. (Siehe Seite 153–155.)

59. Nehmen Sie ihn immer wieder in die Arme. Liegen Sie lange Körper an Körper mit ihm im Bett, drücken Sie sich fest an ihn, nachdem Sie miteinander geschlafen haben. Umarmen Sie ihn überall und immerzu, wenn Sie gar nicht anders können, als ihn ständig anzufassen. Tun Sie's!
60. Wenn sein fabelhaftes Aussehen Sie immer aufs neue überrascht, dann sagen Sie ihm das auch. Immer wieder.
61. Zerren Sie ihn in einen dunklen Hauseingang. Tasten Sie ihn ab. Oder fummeln Sie im Taxi. Treiben Sie's mit ihm im Kino, im Fahrstuhl, auf der Fähre über den Fluß, in der Pause einer Ballett-Vorstellung, auf der Treppe des *Museum of Modern Art*. Schmiegen Sie sich an ihn und begrabschen Sie ihn, während Sie im Feinkostgeschäft an der Kasse anstehen.
62. Wenn Sie sich aufs Ausgehen zu einer Abendeinladung ankleiden, können Sie ihm ein langes Seidenband um den Penis schlingen und ihn bitten, die Enden oben an seinem Gürtel ein Stückchen heraushängen zu lassen, so daß Sie im Laufe des Abends immer wieder daran ziehen können, wenn Sie Lust dazu haben, damit er nicht vergißt, wer seine Herrin und Meisterin ist.
63. Machen Sie mit seinen Eiern, was für ihn das allerschönste ist: Lecken, Saugen, sanftes Ziehen. Nehmen Sie sie nacheinander oder beide zusammen in den Mund. Halten Sie sie fest in der Hand, wenn Sie ihm einen blasen. Halten Sie sie, wenn es ihm kommt.
64. Reden Sie ihm ein, er sei eine wunderschöne Frau und Sie hätten Ihren Schwanz in ihm drin. Benutzen Sie ruhig vulgäre Ausdrücke.
65. Holen Sie ihm ganz schnell einen runter!
66. Lassen Sie ihn in Ihren Mund spritzen. Mögen Sie den Geschmack?
67. Sagen Sie ihm alles, was Sie besonders toll an ihm finden. Was Sie über ihn gehört haben und was Sie selber festgestellt haben. Wenn er etwas besser kann als alle anderen, dann sagen Sie es ihm.

68. Schauen Sie ihn von Zeit zu Zeit an, wenn Sie ihn küssen und wenn Sie Fellatio machen.
69. Überraschen Sie ihn wieder und wieder mit Ihrer sexuellen Bereitschaft und Ihrer erotischen Intensität.

Bettgeflüster – Wie man sich Intimitäten mitteilt

Wenn es einem im Bett nur genauso leicht fiele, zu sagen, was man mag und möchte, wie im Restaurant oder beim Fernsehen. »Der Fisch riecht unangenehm.« – »Der Kartoffelbrei schmeckt wie Tapetenkleister.« – »Ich hätte mein Steak gern rosa, aber nicht roh.« – »Dies ist die dämlichste Sendung, die ich kenne.« – »In diesem Film finde ich Robert Redford unmöglich.« – »Ich glaube, vorm Mittagessen halte ich diesen albernen Zeichentrickfilm beim besten Willen nicht aus.«

Stellen Sie sich vor, so machten Sie es auch im Bett. »Bitte zwölf Minuten Cunnilingus und dann andersrum.« – »Wer hat dir beigebracht, so zu küssen?« – »Vor dem Frühstück kann ich bestimmt nichts in den Mund nehmen.«

Es ist keine leichte Kunst, sich darüber zu unterhalten, was man in dieser Beziehung möchte und mag. Daß die Technik, die Ihr Partner anwendet, Sie eher ablenkt und abkühlt. Und daß es Sie frustriert, wenn Sie keine eindeutigen Zeichen von ihm bekommen, ob ihm etwas gefällt oder nicht. Noch schwieriger ist es, wenn Ihre körperlichen Kontakte noch ganz neu sind. Für manche Frauen ist es nicht leicht, Freude und Vergnügen mitzuteilen. Man kann ja auch nicht wirklich wissen, wie abgebrüht der andere ist oder wie verletzlich. Man hat Angst, sich selbst eine Blöße zu geben, sich selbst verwundbar zu zeigen, wenn es noch zu früh ist. Man macht sich Gedanken, ob man den anderen durch irgendwelche Ansprüche verschreckt, ob man sexuell zu exzentrisch wirkt, vielleicht sogar zu leicht erregbar und zu bereitwillig, als es ihm angenehm ist.

Versuchen Sie, sich ohne Worte auszudrücken, falls Worte Ihnen zu problematisch erscheinen. Berühren Sie sich selbst, wenn Sie gern angefaßt werden wollen, und zeigen Sie ihm auf diese Weise, wie er es machen soll. Berühren Sie ihn, wie Sie gern möchten, daß er es bei Ihnen tut. Wenn er mit seinem Finger die richtige Stelle Ihrer Klitoris berührt (Toll, wenn er sie von sich aus findet!), dann könnten Sie vielleicht an seinen Brustwarzen in einer Weise herumspielen, die anzeigt, welche Art der Bewegung er an Ihrer Klitoris machen sollte. Es könnte zwar sein, daß er das nicht kapiert und sagt: »Es bringt mir gar nichts, wenn du an meinen Nippeln drehst«, aber dann müssen Sie einfach antworten: »Hm, ich muß dir gestehen, wenn jemand das bei mir macht, dann bin ich im siebenten Himmel. Und wenn du mich da, wo deine Hand jetzt ist, auch so berührst, dann bringst du mich ganz schön in Fahrt.« Falls er sich mit seinem Finger in Ihrem Innern verirrt zu haben scheint und Sie viel lieber möchten, daß er die äußeren Brennpunkte erforscht, dann sollten Sie ihn dennoch nicht gleich verjagen. Lassen Sie ihm ein wenig Zeit, dann zeigen Sie ihm freundlich den Weg. Geben Sie ihm zu verstehen, welche Art Druck gut für Sie ist, indem Sie Ihren eigenen Finger auf seinen pressen und so anzeigen, wie Sie es gern hätten.

Wenn er Ihre erregendste erogene Zone gefunden hat und vielleicht sogar eine neue entdeckt, die Sie selbst noch gar nicht kannten, wenn er ihren Rhythmus genau trifft und eine Art Erdbeben hervorruft, dann sollten Sie trotzdem nicht vor lauter Überraschung erstarren. Lassen Sie es ihn wissen! Kleine Laute, Seufzer, ein Aufstöhnen – was immer Sie anwandelt, lassen Sie es raus, selbst wenn es ein Schrei wird. Worte, die sich am leichtesten sagen, wenn man fast abgehoben hat, sind »ja, ja, ja ... und ja!« – »Gut so, guuut!« So was sind echte Komplimente für ihn, besonders in Momenten, in denen es Ihnen fast unmöglich ist, zu sprechen. »Du bringst es«, klingt zwar etwas unklar, aber wenn Sie dabei die Augen öffnen und ihn anlächeln, wird er verstehen, was Sie meinen: Daß es nicht nur seine meisterhafte Geschicklichkeit ist, die Sie so aufregt, sondern er, er ganz allein...

Was ihn aufbaut	Was ihn niedermacht
Ich mag es, wenn du meine Brüste küßt und anfaßt. Und ganz besonders heiß finde ich's, wenn du sanft und zärtlich dabei bist.	Glaubst du, du hast da einen Fußball in der Hand, oder was?
Ich finde es schön, daß du mich anfaßt und küßt, wenn ich noch angezogen bin.	Du hast es aber eilig, du Grobian. Ich hab' das Gefühl, du hast keine Ahnung von Sex.
Weißt du, wenn du mich kaum berührst, das ist vielleicht ein verrücktes Gefühl und macht mich mehr an, als wenn du so stark drückst. Das ist viel zu intensiv, ich bin da nämlich sehr empfindsam.	Junge, das ist der Kitzler und nicht die Gangschaltung!
Es macht mich ausgesprochen scharf, wenn du mich so küßt ... ja, wirklich, rundherum um die Klitoris!	He, mach weiter! Du tust ja, als würde ich dir nicht schmecken.
O Liebster, das war wunderbar. Ich bin so aufgedreht und wenn du mich weiter so berührst, dann kommt es mir bestimmt noch einmal.	Du wirst mich doch hoffentlich nicht total unbefriedigt hier liegen lassen und in Tiefschlaf verfallen, oder?
Würde es dich nicht sehr erregen, wenn du mich wieder und wieder zum Orgasmus brächtest, bis ich's vor lauter Lust nicht mehr aushalten könnte? Gib mir deinen Finger, ich zeig' dir, wie du's machen mußt.	Ich glaub', du bist neidisch, weil du nicht auch so viele Orgasmen bekommst. Du machst es ein einziges Mal, dann liegst du da wie'n toter Fisch.

Was ihn aufbaut	Was ihn niedermacht
Meine Muschi brennt wie Feuer... Du hast sie wirklich beglückt, aber ich glaube, ich muß jetzt ein kleines Nickerchen machen.	Schluß jetzt! Glaubst du etwa, du hast eine Sex-Maschine vor dir?
Ich mag so gern schmusen und fummeln. Sei so lieb, mach deine Lippen ganz weich und laß uns tun, als wären wir noch Teenies.	Warum küßt du mich eigentlich gar nicht mehr?
Wenn du Lust hast, mir den Hintern zu betatschen, dann beweg doch deine Finger hin und her, und ich schmelze einfach dahin.	Immer dasselbe. Ich halt's nicht mehr aus.
Ist es so, wie du es dir im Traum vorstellst, Liebster?	Hör auf, deine dicke Rute vor mir rumzuschwenken, als wäre es die reine Gottesgabe für alle Frauen dieser Welt. Ich versteh' nicht die Bohne, was du von mir willst.
Sag's mir, Baby, sag, was du willst! Sag mir, wie ich's machen soll, sag, soll ich mich draufsetzen?	Ich hör lieber auf, ich mach ja doch nur alles falsch.
Stop! Stop! Hör auf! Du brichst mir das Kreuz! (In Notsituationen braucht man nicht mehr höflich zu sein.)	Stop! Schluß! Du brichst mir das Kreuz! (Wenn Sie Schmerzen haben und er glaubt, es wäre nur ein Scherz, dann scheuern Sie ihm ruhig eine!)

Ernsthafte sexuelle Differenzen sollten nie zur Schlafenszeit diskutiert werden. Warten Sie einen entspannten, neutralen Moment ab – am besten, wenn Sie sich beide ruhig und liebevoll fühlen und kein Telefon in der Nähe ist und keine Kinder, die Sie stören könnten. Notfalls sollten Sie miteinander etwas ausmachen: Einen Treff auf einen Drink nach der Arbeit oder einen Spaziergang im Park. Vermeiden Sie Anschuldigungen, reden Sie lieber von dem, was Sie fühlen. »Ich fühle mich so allein, wenn...« – »Ich komme mir vernachlässigt vor...« – »Ich würde mich sehr wohlfühlen, wenn...« – »Manchmal möchte ich gerne wissen, ob...« – »Kann es sein, daß ich dich mißverstanden habe?« – »Ich habe da so ein schmutziges, nichtsnutziges kleines Buch in die Hand bekommen und würde mir wünschen, daß du auch einmal einen Blick hineinwirfst...«

Nützliche Sätze für Anfänger und neue Anläufe

Was man sagen sollte	Was man nicht sagen sollte
Laß uns sehen...	Ich habe Kopfschmerzen.
Das mag ich.	Ich bekomme meine Tage, scheint mir.
Hier.	Soll ich das Telefon abnehmen?
Hmmm.	Du Idiot, das ist geschmacklos.
Es tut so gut.	Wieso ist er so zusammengeschrumpft?
Jetzt.	Igitt, wasch dich.
Ja.	Mußt du immer oben sein?
Ja, ja, ja!	Du bist weit davon entfernt.
Schau mich an!	Nein.
Du bist reizend.	Das Ding ist die Kli-to-ris!
Woher weißt du das?	Ich geb's auf!
Ja, das.	Es ist lächerlich.
So ist es richtig.	
Es ist so wunderbar.	
Ich werde dich lecken.	
Er ist wahnsinnig groß.	
Es ist gerade recht.	

Was man sagen sollte

Du bis voll da. Und so steif...
Du fühlst dich so seidig an.
Ich liebe deinen Hintern.
Mein Mund ist wie geschaffen dafür... für dich..., für das...
Ich liebe deinen Mund. Ich will deinen Mund.
Bitte, nicht aufhören!
Ich habe einen Anrufbeantworter.
Du riechst so gut.
Ich mag deinen Geschmack.
Schon wieder?
Du erstaunst mich.
Ich kann es gar nicht glauben, daß du so hinreißend bist.
Mach es mir!
Ja.
Ich kann es gar nicht fassen!
Es kommt mir schon wieder.
Du kennst und kannst alles.
Ich mag es, genau so.
Ja, ja, ja!

Was man nicht sagen sollte

Bist du sicher, daß es was wird?
Also los, jetzt mach mal!
Ich schluck's, beim nächsten Mal.
Wo ist er denn nur?
Ich meine ... jetzt schon?
Du bist der einzige, der sie nicht zu finden scheint.
Zu dumm, ich schlafe wohl jetzt besser.
Wo sind wir denn?
Du kannst meine Fettwülste nicht leiden, oder?
Küß mich nicht. Ich habe die Zähne noch nicht geputzt.
Prima, nur genau daneben!
Wird er zwischendrin immer so schlaff wie jetzt?
Selbstverständlich bin ich gekommen. Aber deshalb muß ich doch wohl nicht gleich die Nationalhymne singen.
Du bist wirklich seltsam.

21 wohlüberlegte und amüsante Dinge, die man mit einem Schwanz machen kann

1. Küssen
2. Streicheln
3. Lecken
4. Lutschen
5. Ihn mit den Haaren peitschen (aber bitte vorher die heißen Lockenwickler entfernen!)
6. Ihn an den Lippen reiben und gegen die Wangen schlagen.
7. Ihn abwechselnd lecken, leicht an die Lippen drücken, ihn anpusten.
8. Die Spitze mit den Lippen umfassen bis an die Hautfalte (falls es eine Vorhaut gibt) und ihn sachte hochziehen.
9. Ihn ausgiebig bewundern.
10. Ihm zeigen, daß Sie ›Deep Throat‹ kennen.
11. Ihn mit Ihren Brüsten liebkosen.
12. Sich auf ihn setzen.
13. Ihm ein Gedicht widmen.
14. Ihn über Ihr Gesicht reiben, wenn er naß und klebrig ist.
15. Singen, während Sie ihn küssen und lecken. Merken Sie, wie er Sie dabei beobachtet?
16. Ihn vorsichtig mit den Zähnen necken.
17. Ihn streicheln, so naß und klebrig er auch sein mag, dabei mit den Hoden spielen, daran lecken und jeweils einen mit dem Mund umfassen; beide in den Händen halten, so daß sie sich gut aufgehoben fühlen.
18. Ihn mit Schokoladensauce bestreichen und ablecken... oder mit... oder... oder...
19. Ihn mit dem Mund zum Orgasmus bringen.
20. Das Ergebnis auskosten und glückliche Geräusche machen.
21. Ihn anerkennend streicheln und zum Dank küssen.

Wie Sie herausfinden können, was er wirklich mag

Sie sollten all die kleinen Feinheiten kennen, die ihm gefallen. Was mag er besonders? Kleine Bisse mit den Zähnen? Oder gerade das auf keinen Fall? Ein bißchen Druck hier und dort? Wenn Sie seinen Penis fest mit den Händen massieren; oder leichtes, kaum fühlbares Berühren oder beides... in einer bestimmten Reihenfolge? Mag er, wenn Sie daran saugen? Ja, aber bitte keine Schlürf- und Schmatzgeräusche. Oder ein paar schweinische Bemerkungen? Nein, langsam – berühr ihn besser gar nicht. Ja, die Eier... nein, nicht lecken, oder doch, ja, aber nicht so.

Endlose, raffinierte Varianten! Wie bringt man ihn schneller zum Höhepunkt? Wie bremst man ihn ein wenig, ohne seine Lust zu töten? Wie findet man heraus, daß er nicht scharf genug ist, um ein Experiment mit ihm zu machen, das nicht geht, wenn er nicht supergeil ist? Falls er die Liebe liebt und ein gesunder, sexuell offener Mann ist, dann hat er keine Probleme, Ihnen zu sagen, was ihm am besten gefällt.

Ein Stöhnen, ein Seufzen, ein Murmeln, der Ausdruck auf seinem Gesicht sagen Ihnen alles. Seine Hand führt Ihre Hand. Oder er lenkt Sie, sanft oder auch drängend in sein erotisches Spiel, er belohnt Ihre Fähigkeiten, bestraft Ihre fehlende Umsicht mit einem Laut oder einer Geste, die Sie beide in Erregung versetzt. Beobachten Sie ihn, wie er mit sich selbst spielt und lernen Sie daraus. Lassen Sie ihn Ihren Mund dahin dirigieren, wo er ihn haben will. Fühlen Sie, wie er härter und größer wird. Sehen Sie in seine Augen. Bald kennen Sie seine Erregung genauso gut wie Ihre eigene.

Wahrscheinlich gibt es noch andere geheime Dinge, die ihm Freude bereiten, geheime Wünsche, über die zu sprechen nicht immer einfach ist. Im Laufe der Zeit und mit Fantasie können Sie beide Ihre unausgesprochenen Vorstellungen teilen. Erzählen Sie ihm bei gedämpftem Licht, nachdem Sie sich an einem trägen Nachmittag geliebt haben, wie schön es ist, eine Frau zu sein, wie gut es tut, wenn er in Ihnen ist, wie überwältigend er als Liebhaber ist und welche Fantasien Sie haben, wenn Sie Liebe machen. In dieser leichten, hingebungsvollen Atmosphäre spüren Sie beide die Vertrautheit, die es Ihnen möglich macht, Ihre geheimsten sexuellen Wünsche mitzuteilen.

Vielleicht zögert er noch. Vielleicht fürchtet er, Sie zu beleidigen oder vor den Kopf zu stoßen. Vielleicht ist er beunruhigt, hat Angst, daß das Ausleben seiner geheimsten Vorstellungen den normalen Sex weniger erregend scheinen läßt, oder latent vorhandene sadomasochistische oder homosexuelle Gefühle entfesselt. Vielleicht nährt er eine tief verankerte Angst, nie wieder Kontrolle über seine Sexualität gewinnen zu können, wenn er sich total gehen läßt. Vielleicht hat er Sehnsüchte, die Sie wegen Ihrer eigenen Ängste und Sehnsüchte nicht erkennen wollen. Sie wollen einfach kein Sperma schlucken. Sie kommen sich wie eine Verrückte vor, wenn Sie bei der Liebe Lacklederstiefel oder einen sexy Strumpfgürtel tragen. Sie hassen das Gefühl des klebrigen Spermas auf Ihren Brüsten und Ihrem Bauch. ›Deep Throat‹ ist eine Kunst, die Sie einfach nicht beherrschen. Der Gedanke, ihn mit einer anderen Frau zu teilen, ist schrecklich, selbst, wenn Sie selber diese Frau dafür gewinnen. Und Sie schrubben lieber Fußböden und putzen Fenster, als sich nackt von Ihren besten Freunden vom Nachbarbett aus bei der Liebe beobachten zu lassen. Sie werden selbst an Ihren Reaktionen erkennen, was Ihnen roh und unmöglich erscheint, was himmlisch ist und endgültig; das ist reine Übungssache.

Aber nehmen wir mal an, er ist scheu oder fürchtet, Sie zu verletzen, und er weiß einfach nicht, wie er Ihnen sagen soll, daß er es gern hätte, wenn Sie ihn vor dem Geschlechtsverkehr 20 Minuten lang leckten, saugten oder ihm den Finger in den Hintern steckten oder ihn Ihren getragenen Slips in der Hosentasche mitnehmen ließen, damit er ihn den ganzen Tag anfassen kann.

Heute ist der richtige Tag, um zu entdecken, was er möchte. Spielen Sie Rommée oder Poker oder sonst etwas, wo's um Punkte geht. Der Sieger bekommt vom Verlierer entsprechend viele Minuten sexueller Sklaverei. Wenn Sie gewinnen, befriedigen Sie einige geheime und verborgene Sehnsüchte; dann benutzen Sie die restlichen Punkte, um ihm das Kommando zu übergeben. Spielen Sie ›Einen Deal machen‹. Sagen Sie: »Ich mache eine halbe Stunde lang alles, was du willst, wenn du das und das mit mir machst.« Um es einfacher zu machen, machen Sie sich Coupons und Gutscheine für sexuelle Vergnügungen. Denken Sie sich etwas aus.

Ihrer Fantasie sind keine Grenzen gesetzt. Wenn Ihnen die Einzelheiten nicht klar sind, lassen Sie sich Regieanweisungen geben. Es könnte etwas Fantastisches, etwas Bizarres oder Komisches sein. Aber wie können Sie das sicher wissen, wenn Sie es nicht ausprobieren!

Schreiben Sie zum Beispiel folgendes darauf:

- Gutschein für ein Wochenende, das aufregender als die Flitterwochen wird, und zweimal so verliebt.
- Ich werde die ganze Nacht deine Sklavin/dein Sklave sein. Und alles tun, was du willst.
- Du hast einen sexuellen Wunsch frei.
- Ein Champagnerfrühstück mit allem, was du willst, im Bett.
- Gutschein für eine halbe Stunde Cunnilingus.
- Du kannst bestimmen, wann, wo und wie wir es das nächste Mal machen...

Die Freuden der Passivität

Passiv sein zu dürfen ist ein besonderes Geschenk. Besonders heutzutage, nachdem jeder gerne geben möchte und das gemeinsame Vergnügen das Ziel ist, und jeder in den Künsten der Liebe und den Methoden, wie man dem Partner Freude machen kann, bestens unterrichtet ist. Ein wunderbares Nebenprodukt feministischer Aufrichtigkeit und Beschwerden ist, daß die meisten Männer eine Menge über Frauen und die Art, sie zu lieben, gelernt haben, und ein ausführliches Vorspiel und den gemeinsamen Orgasmus akzeptieren. Sie wissen, daß es da irgendwo die Klitoris gibt, was nicht heißen muß, daß sie sie immer gleich finden. Es ist deshalb nicht unwahrscheinlich, daß der Mann in Ihrem Bett so damit beschäftigt ist, Ihnen bis zur Empfindungslosigkeit zu Ihrem Vergnügen zu verhelfen, daß es keine Möglichkeit für wechselseitige Spiele gibt. Wenn Sie Glück haben, ist er ein Mann, der sich viel Zeit mit der Erkundung Ihres Körpers läßt und Sie so richtig in Ekstase versetzt. Manchmal möchte er vielleicht, daß Sie sich überhaupt nicht bewegen oder nur in einer Art unbewußter Reaktion auf sein Liebesbemühen. Er möchte alles machen. Es befriedigt ihn, Instrument Ihrer unübertrefflichen sexuellen Erregung zu sein, Ihrer schwindelerregenden Explosionen und Ihrer höchstmöglichen Befriedigung. Erst wenn Ihre Haut total wund ist und Sie entblößt und ungeschützt, betäubt und wie verbrannt daliegen, ist er vollkommen zufrieden.

Die Gelegenheit, einem Mann dieses Vergnügen zu schenken, bekommt man immer seltener. Auch heute, da das Bewußtsein für Sexismus geweckt und die Verkehrung der Rollen üblich ist, bleibt es schwierig, selbst wenn er kein Macho ist, den Mann zu überzeugen, daß er keine Verpflichtung hat, sich für alles zu revanchieren.

Überreden Sie ihn. Ihm totale Passivität zu gestatten, ist eines der aufregendsten Geschenke, das Sie ihm machen können.

»Nur dieses eine Mal«, sagen Sie. »Versprich mir, dich nicht zu bewegen. Tu gar nichts. Laß mich alles tun.«

Und dann tun Sie es. Zärtliche, neckende, liebende, sanfte Küsse. Kleine Bisse, ein bißchen Lecken. Die nassen Küsse. Liebkosungen, die er liebt. Abwechselnd festes Zupacken und sanftes Streicheln. Die feste, starke, aggressive Massage, die er braucht. Küsse an seinen geheimsten Stellen. Haut auf Haut. Ihr Atem, Ihre Brüste, Ihre Wimpern und Ihr Haar küssen ihn. Machen Sie all die wunderbaren Dinge mit seinem Penis, von denen Sie wissen, daß er sie liebt. Bringen Sie ihn dabei wieder und wieder an den Rand des Orgasmus. Wenn Sie dann selbst naß sind, setzen Sie sich auf seinen Schwanz und spüren, wie steif er ist. Instinkt und Gewohnheit werden ihn zu stoßen anfangen lassen.

»Beweg dich nicht! Laß mich machen«, sagen Sie. Und Sie können vielleicht sogar seine Hände festhalten, als sei er Ihr Gefangener... Lassen Sie ihn den erotischen Kick der Unterwerfung spüren, während Sie ihn mit Ihren Bewegungen anheizen, Ihre Position angleichen, ohne daß er sich bewegt. Sagen Sie: »ICH will DICH ficken.« Und steigern Sie seine und Ihre Erregung zu einem Rhythmus, von dem Sie wissen, daß es ihm dabei kommt.

Wenn Sie so sexuell sind, wie Sie gern wollen – und dieses Buch kann Ihnen dabei helfen –, dann haben Sie schon einen oder zwei oder sechs Orgasmen gehabt und möchten jetzt, daß es ihm kommt, daß er sich nicht aus Vernunft und Pflichtbewußtsein – wie so oft – beherrscht, sondern sich gehen läßt, zum Höhepunkt kommt, wenn er will; und er wird vor Erregung fast ohnmächtig werden, die Kontrolle verlieren und völlig außer sich sein. Einfach überwältigt. Und das durch Sie.

Allen Ernstes: Er macht sich nichts aus Sex

Welche Ironie. Natürlich fühlen Sie sich betrogen. Er liebt Sie, aber mag keinen Sex. Das Ihnen! Der Sinnlichkeitspriesterin, der Zauberin des Schlafzimmers, die multiple Orgasmen beherrscht (wenn Sie die Lektionen dieser Sex-Fibel gemacht haben): Sie lieben einen Mann, der sich nichts aus Sex macht. Sie waren feinfühlig und offen, süß und mürrisch, unwiderstehlich passiv und entzückend aggressiv, spielerisch, köstlich, zärtlich, ungehörig und geradeheraus. Was kann ein moderner Mann mehr verlangen? Was zeigen sich für Symptome?

- Er schläft beim Fellatio ein.
- Sie zeigen ihm eine Passage in einem Sexroman, den Sie gerade lesen, und er schaltet eine Wiederholung des Fußballspiels vom letzten Monat ein.
- Sie schlüpfen in ein scharlachrotes seidenes Negligée und reichen ihm einen Kelch mit perlendem Champagner. Er fragt nach Alka-Seltzer.
- Sie wollen ihm einen Gutenacht-Kuß geben, aber er schläft schon. Wenn Sie seine Morgen-Erektion streicheln wollen, verweigert er sich und flüchtet unter die kalte Dusche. Er interessiert sich nicht für die hübschen Mädchen im *Penthouse.* Er ist zu müde, zu satt, zu betrunken, zu beschäftigt, zu aufgeregt, zu pleite. Bowling macht ihm mehr Spaß. Er möchte gerade jetzt das Auto waschen und polieren. Er hat Rückenschmerzen. Kopfschmerzen. Sein Tennisarm meldet sich...
- »Haben wir nicht erst vor ein paar Tagen zusammen geschlafen?« fragt er.
  »Vor zweieinhalb Wochen.«
  »Oh!«

So haben Sie es sich nicht vorgestellt. Sie haben taktvoll versucht, mit ihm darüber zu reden. Sie haben sechs Monate lang gemeinsam eine Familientherapie gemacht. Sie haben es sogar mit einer Sexualtherapie versucht. Allerdings schlummerte er bei der nichtsexuellen Lustbefriedigung ein, und die gegenseitige Masturbation verpatzte er gänzlich.

Wenn er sich nicht anpassen kann und will, dann bleibt es an Ihnen hängen. Lieben Sie ihn und Ihr Leben genügend, um seine Vorstellungen von sexueller Zufriedenheit zu akzeptieren und die Qualen der Entbehrung mit Ihren Fantasien, Ihren Fingern und Ihrem Vibrator zu erleichtern? Falls Sie nicht eine Liebhaberei entdecken, die Ihre brodelnde Libido abkühlt, werden Sie sich viele Nächte um die Ohren schlagen und die Vorzüge des Zusammenbleibens gegenüber denen einer Trennung und des neuerlichen Alleinbleibens abwägen. Ein guter Therapeut kann Ihnen bei dieser Entscheidung helfen.

Ihre Finger sprechen für Sie

Im Kindergarten des Sex, als sie noch beide Petting machten, haben Ihre Finger sicherlich Stellen berührt, an die Ihr Mund sich zuerst nicht traute. Und seine Hände wanderten über Ihren Körper (wahrscheinlich waren Sie komplett angezogen), streichelten Ihre Oberschenkel, griffen gierig in die jungfräuliche Öffnung des Hemdhöschens, ohne Rücksicht auf Ihren besten plissierten Schottenrock, und riefen eine Erregung hervor, die Sie nie im Leben vergessen werden. Vielleicht ist das der Grund, warum ein Film wie ›Body Heat‹ mit Kathleen Turner und William Hurt viel erregender ist als die meisten Pornos. Und Knutschen auf dem Rücksitz eines Taxis läßt Ihr Blut noch immer in Wallung geraten.

Und die Finger – seine und Ihre – verstärken die Erregung, die beim Küssen in Ihren Mündern entsteht; Finger können drücken, umfassen, kneifen, in etwas eindringen. Die Finger sind in der Lage, Erregung, außerordentliches Vergnügen und einen Orgasmus hervorzurufen. Finger können sogar feinfühliger und zarter sein als der Mund. Sie fühlen fremdartige und wunderbare Strukturen und anatomische Kennzeichen, während sie zur Ekstase beitragen. Und wenn seine Hand und nicht sein Kopf zwischen Ihren Beinen ist, kann sein Mund Ihren Mund oder Ihre Brust berühren, seine Zähne können an Ihren Brustwarzen knabbern, und er kann Sie beobachten, während Sie vor Vergnügen beben und völlig außer sich sind. Manche Frauen mögen direkte Stimulierung der Klitoris am Anfang nur sehr sanft, erst nach und nach kann sie intensiver werden. Heftige Berührungen können bei der einen Frau große Erregung bewirken, für eine andere unerträglich sein. Manche Frauen brauchen ein Gleitmittel; Speichel oder vaginales Sekret sind für diesen Zweck vorzüglich geeignet.

Was Sie am meisten erregt, wenn Sie sich selbst befriedigen, wird Sie wahrscheinlich ebenfalls sofort erregen, wenn er es tut. Wenn er mit den Fingern Ihre Oberschenkel entlanggleitet, sanft an den Schamhaaren zupft und die Gegend um die Klitoris streichelt, ohne sie direkt zu berühren, dann drücken Sie mit dem Handballen sanft auf den Venushügel und auf den gesamten Vaginalbereich und berühren leicht die Klitorishaube mit dem Daumen. Er kann die Schamlippen zurückziehen, sie öffnen, die inneren Schamlippen erforschen, dabei die Klitoris berühren, zuerst sanft, dann heftiger, dann mit angefeuchtetem Finger. Vielleicht dringt er mit zwei oder drei Fingern in die Vagina ein, bewegt sie auf und ab, drückt heftig gegen den oberen Teil der Vagina – die wunderbare Stelle, den G-Punkt – während er mit dem Daumen immer weiter die Klitoris streichelt, gerade so intensiv und angenehm, wie Sie es mögen. Vielleicht möchte er mit seinem Finger den Anus berühren, ja sogar in ihn eindringen, wenn er bemerkt, daß es Sie erregt. Oder er küßt und beißt Ihre Pobacken, während seine Finger Wunder vollbringen. Er zieht Sie eng an sich, umarmt Sie von hinten; Ihr Hinterteil fest an sein Geschlecht gedrückt, vermittelt er Ihnen das Gefühl der Unterwerfung und Ihre Erregung nimmt zu. Sie winden sich, Sie bäumen sich auf, aber Sie können nicht weg. Ist er richtig gut, kennt er die zarten Feinheiten des Höhepunktes einer Frau? Er hört nicht auf, wenn er merkt, wie Sie vor Erregung zittern und beben. Er macht weiter, wenn Sie kommen; er führt Sie von Höhepunkt zu Höhepunkt und ist erst zufrieden, wenn Sie stöhnen und schreien, wenn Ihre keuchenden ›Neins‹ ernst gemeint sind und Sie sich von ihm wegwenden – brennend, wund und mit zerschundener Haut.

Wie reagieren Männer auf die Feststellung, daß ein Finger an der Klitoris mehr Sensationen auslösen kann als der allmächtige Penis, der in die Vagina eindringt? Manche sind bestürzt und wissen nicht so recht, welche Technik sie anwenden sollen. Es mag erschütternd für einen Mann sein, wenn er erfährt, daß eine große Zahl der Orgasmen, die ihm so in Erinnerung kommen, nur vorgetäuscht waren, weil eine liebende Frau ihn nicht enttäuschen oder verletzen wollte. Und die Erkenntnis, daß eine Frau leicht mit oder ohne seine Beteiligung zum Höhepunkt kommen kann, verwirrt ihn sicher eine Zeitlang. Aber Männer, die Frauen lieben, und der Mann, der Sie liebt, wird entdecken, wie aufregend es ist, neue Wege zu Ihrem Vergnügen zu erfinden. Nachdem er erlernt hatte, seine Frau mit der Hand zum Höhepunkt zu bringen, berichtete ein Mann Shere Hite: »Ich habe mich neu in sie verliebt. Sie war viel mehr an Sex interessiert als vorher. Es war die reine Wonne.« Falls Ihr Mann die Wonne noch nicht kennt, haben Sie heute die angenehme Aufgabe, sie ihm beizubringen.

Massage ohne Blamage

Es gibt beruhigende Massagen, kräftigende Massagen, erregende Massagen. Massage ist eine Kunst. Das Spiel mit Haut, Muskeln, Nerven und erotischen Stellen ist leichter zu erlernen als das Geigespielen und – es sei denn, Sie würden spielen wie Isaac Stern – auch unendlich verführerischer.

Wenn er müde nach langer Fahrt nach Hause kommt, abgespannt und erschöpft von den Anstrengungen eines Arbeitstages, hat Ihr Partner vielleicht kaum etwas übrig für ein ausführliches Vorspiel und heißen spielerischen Sex. Aber nach einem entspannenden Bad – eventuell mit Meersalz – und einer liebevollen Massage fühlt er sich bestimmt wieder vital und fit. Gezieltes Streicheln und das leise Berühren seiner empfindlichen Stellen können jene gleichgültige, zähe Protoplasma-Masse, die vorher zur Tür hereinkam, in einen gierigen Liebhaber verwandeln.

Wenn Sie sich beide noch nicht gut kennen, schaut er Sie vielleicht scheu und befangen und zweifelnd an. Aber wer kann schon zu einer guten Rückenmassage nein sagen? Stellen Sie sich hinter seinen Stuhl und kneten Sie seinen Hals und Rücken. Streichen Sie mit dem Daumen über die Haut, drücken Sie kräftig mit den Knöcheln zu. Spürt er erst einmal, wie wohl Ihre streichelnden Hände ihm tun, zeigt er sich vielleicht auch an weiterführenden Ritualen interessiert.

Schließen Sie die Schlafzimmertür, dämpfen Sie das Licht der kleinen Lampe mit einem rosafarbenen Tuch oder zünden Sie eine Kerze an. Wenn er zu erschöpft oder zu müde ist, um ein Bad zu nehmen oder zu duschen, lassen Sie ihn sich ausziehen und sich bäuchlings auf das Bett legen. In dem Körbchen neben dem Bett, in dem Sie Ihren Vibrator, Ihre erotische Lieblingslektüre und Ihre heißen Magazine aufbewahren, haben Sie auch Mandel-, Baby- oder anderes Öl. Wärmen Sie die Ölflasche in heißem Wasser oder in Ihren Händen an, bevor Sie beginnen. Vielleicht ist Babyöl mit zuviel Erinnerungen behaftet? Fühlt er sich zu Anfang wie ein frisch gewindeltes Baby, so wird sich das unter Ihren wissenden und streichelnden Händen bald ändern. Das ist nicht die Mami! Seine Augen sind schon geschlossen, daher sieht er nicht, daß Sie nackt sind unter Ihrem Gewand, das Sie jetzt hochheben, damit Ihr Körper auch etwas von dem Öl abbekommt, wenn Sie sich rittlings auf seinen Rücken setzen und von neuem mit der Massage beginnen. Zuerst reiben Sie wieder eine größere Fläche mit Öl ein, massieren die Haut und die Muskeln an den Schultern, dann am Hals und am Schlüsselbein und nehmen dann die Haut ganz sanft zwischen die Finger und lassen sie sachte wieder los. Bearbeiten Sie die verspannten Stellen, massieren Sie die Oberarme, mal sanft, mal heftiger. Rutschen Sie ein wenig tiefer bis auf sein Hinterteil, und massieren Sie mit beiden Händen (ein bißchen wie bei der künstlichen Wiederbelebung) seinen Rücken, setzen Sie dazu das Gewicht Ihres Körpers ein, damit er sich streckt. Heben Sie leicht die Haut an den Rippen an, drücken sie und lassen sie sachte wieder los. Lehnen Sie sich weiter vor und streifen seinen Rücken mit Ihren Brüsten. Drücken Sie Ihre Finger auf dem Weg nach oben zu seinem Genick in jede Ausbuchtung seines Rückgrats. Gehen Sie mit Ihren Fingern den Rücken entlang nun wieder mit sanften Massagegriffen nach unten. Geben Sie noch ein bißchen Öl dazu, während Sie sich intensiv einer Seite widmen. Lassen Sie einen Arm locker liegen, und massieren Sie seine andere Handfläche mit Ihren Händen; nehmen Sie seine Hand zwischen Ihre Hände, kneten Sie die Muskeln und Knochen der Hand sachte mit Ihrem Finger und Ihrem Daumen. Fangen Sie beim kleinen Finger an und arbeiten Sie sich bis zum Daumen vor. Halten Sie seine Hand mit der einen Hand, während Sie mit der anderen sein Handgelenk umfassen und seinen Arm, Bizeps und Trizeps und die Achselhöhlen kneten und massieren. Das Gleiche tun Sie mit seinen Füßen und Zehen. Greifen Sie dort ruhig etwas kräftiger zu. Füße haben eigenartige und wunderbare erogene Zonen. Massieren Sie jeden Zeh, von der Wurzel bis zur Zehenspitze. Kneten und massieren Sie die Waden, die Knie, die Oberschenkel mit Ihren Fingern und Knöcheln und berühren Sie, wenn Sie oben angekommen sind, wie zufällig seinen Hodensack.

Konzentrieren Sie sich dann auf dieses wunderbare schwanzartige Gebilde. Umrunden Sie seine Pobacken und massieren Sie ihn besonders an den Ansatzstellen zwischen Oberschenkel und Gesäß. Lassen Sie ein bißchen Öl über seinen Po laufen und verstreichen es ganz zart, wie mit Federn; eine eventuelle Berührung mit Ihren Brüsten signalisiert ihm Ihre eigene wachsende Erregung. Die Beschäftigung mit dem Körper, den Sie lieben, sein Stöhnen und seine begeisterten Seufzer, leichtes Reiben Ihrer Klitoris an seinen Fersen oder sonstwo, das alles hat Sie ziemlich angemacht.

Aber jetzt nicht etwa zu ihm sagen, er solle sich umdrehen. Lassen Sie ihn so, wie er daliegt, hingegeben seinem wollüstigen Vergnügen und vor lauter Wonne unfähig, sich zu bewegen. Drehen Sie ihn um. Falls sein Penis mehr oder weniger in die Luft ragt (was nicht unbedingt sein muß), ignorieren Sie es einfach. Setzen Sie sich rittlings auf seine Brust, massieren Sie seinen Hals, seine Schultern und seine Arme, bewegen Sie sich langsam an seinem Körper entlang runter zu seinem Bauch.

Warum drehen Sie sich nicht einfach um, und wenden Ihr Hinterteil seinem Gesicht zu? So können Sie seine Beine massieren – beachten Sie seine Erektion einfach nicht – konzentrieren Sie sich auf seine Oberschenkel, insbesondere die Innenseiten. Lassen Sie Ihr Streicheln heftiger und erotischer werden, Ihre Finger weiter nach oben wandern, und streicheln Sie sein Genital. Wenn er Sie jetzt immer noch nicht festhält und will, daß Sie sich auf seinen Penis setzen oder Sie aufs Bett wirft – und sich obendrauf – oder auch von hinten, wenn er immer noch schnurrt, stöhnt und mit sich spielt, während er immer steifer wird, können Sie ein wenig Öl auf seinen Penis tröpfeln, ihn sanft massieren, dann ein wenig kräftiger, sehr liebevoll, und ihn dann mit Ihrem Mund liebkosen.

In diesem Moment haben Sie allen Grund, zu denken, daß er Ihnen eine ebenso ausgetüftelte Behandlung angedeihen lassen könnte. Aber ziehen Sie das jetzt nicht in Betracht.

Nützen Sie seine Erregung und setzen Sie sich auf seinen Schwanz. Gönnen Sie sich so viele Orgasmen, wie Sie wollen und verdient haben. Nächstes Mal können Sie Ihre Massage haben. Wenn er nie zuvor eine so wunderbare Massage bekommen hat, weiß er nun, was er von Ihnen gelernt hat. Und Sie können ihm noch mehr zeigen: Wie er Ihre Brüste sanft streicheln kann, welche Art von Berührung und Druck Sie lieben. Und wenn er so sinnlich ist wie Sie, wird er Sie mit eigenen erotischen Überraschungen begeistern... Er schüttet glitschige Liebessäfte über Ihre Klitoris und die Schamlippen, und die Wärme und der Duft des Öls und dazu seine Finger, die Sie überall berühren, sind wahnsinnig erregende Präliminarien zu einem herrlichen Hineingleiten in den Sex.

Übrigens: Weder das Genießen noch das Anwenden sinnbetörender muskelschmelzender Massagen sind Garantien für irgend etwas. Der unmittelbare Übergang zu direktem Verkehr ist nicht immer gewährleistet. Wie erotisch das alles für Sie sein mag, es kann ihn auch einschläfern – oder Sie. Aber wenn Sie diese Kunst beherrschen, war die Massage sicher sinnlich und ein sexueller Genuß für Anwender und Nutznießer, und vielleicht wachen Sie beide am nächsten Morgen ein bißchen früher auf und sind sehr hungrig – nach Liebe.

Saugen mit Gewinn – Fellatio

Männer lieben es, gelutscht zu werden. Im Laufe Ihres langen und vielleicht abenteuerlichen Liebeslebens werden Sie mit größerer Wahrscheinlichkeit eher auf ausgesprochen männliche Männer treffen, die sich nichts aus Fußball und schnellen Sportwagen machen, als auf einen Mann, der Fellatio nicht mag. Nun ja, es gibt bestimmt welche. Aber mir ist noch keiner begegnet. Die meisten Männer finden oralen Sex sinnlicher und intimer als jede andere Form von Sex. Und Sie sehnen sich förmlich danach, wenn sie ihn nicht oft genug bekommen. Erstens einmal, weil Fellatio einfach ein tolles Gefühl ist. Und zweitens, weil es für ihn ein Zeichen von Zuneigung – vielleicht sogar Bewunderung – für einen Teil seines Körpers ist, den er sehr liebt.

Und was halten Sie von Fellatio? Seien Sie ehrlich. Sind Sie hin- und hergerissen? Was haben Sie dagegen?

»Ich möchte es nicht... weil er mich dann für verworfen hält.«

Sagen Sie ihm, daß Sie es fast noch nie vorher getan haben, aber sein Schwanz sei für Sie so aufregend und schön...

»Ich will so was nicht... weil ich es ekelhaft und schmutzig finde.«

In Ihrem Mund haben Sie viel mehr Bakterien... Hören Sie deshalb auf zu küssen? Tun Sie ein wenig Sahne auf seinen Penis und schlecken sie langsam ab. Vielleicht gefällt Ihnen die kulinarische Variante und Sie vergessen Ihre Aversion.

»Ich bin Feministin, und ich gehe nicht in die Knie, um einen Mann zu bedienen.«

Lehnen Sie Ihren Kopf an ein Kissen und lassen ihn vor sich hinknien. Es gibt viele Fantasien beim ›Blasen‹, einige haben mit Unterwerfung zu tun, andere rufen Herrschafts- und Machtgefühle hervor.

»Ich habe gehört, Fellatio sei verboten und pervers. Sind nicht die Leute von Sodom und Gomorrha dafür bestraft worden?«

Auch Marihuanarauchen und Autofahren ohne Sicherheitsgurt sind gesetzeswidrig. Und wie war das mit dem Mann letztes Jahr, mit dem Sie geschlafen haben, als seine Frau mit den Kindern am Strand war?

»Ich tue das nicht gern, weil es dick macht. Ich mache eine strenge Diät.«

Es gibt keine Verordnung, die von Ihnen verlangt, daß Sie alles runterschlucken oder auch nur einen Teil. Und außerdem – selbst eine gehörige Portion Sperma hat weit weniger Kalorien als ein Magerjoghurt.

»Ich mag es nicht, ...es riecht so komisch.«

Wenn er frisch gewaschen ist, riecht es wahrscheinlich gar nicht. Duschen Sie zusammen, haben Sie Ihren ersten Orgasmus in der Wanne, und hören Sie einfach mal auf, über Gerüche nachzudenken.

»Ich habe Angst, daß ich würgen muß.«

Versuchen Sie es zunächst einmal mit ein bißchen Lecken. Stellen Sie sich ein Eis am Stiel vor. Nehmen Sie Ihre Hände zu Hilfe, zusammen mit Ihrem Mund. Sie können es an einer Banane ausprobieren. Bananen sind reich an Kalium. Ein Schwanz voller Dankbarkeit.

»Ich hätte nichts dagegen, es ihm zu machen, wenn er es bei mir auch tun würde.«

Nichts gegen Ihren Frust. Aber Erpressung, Drohungen und Bestrafungen sind nie so wirkungsvoll wie Verhandlungen in einer nicht-sexuellen Atmosphäre. Geben Sie ihm ein paar entsprechende Gutscheine (s. Seite 119), vielleicht weiß er ja gar nicht, was Ihnen gefällt? (Zeigen Sie ihm ›Schlemmen ohne Reue – Cunnilingus‹, Seite 137–139). Wenn er feststellt, wieviel Vergnügen er Ihnen bereiten kann, findet er vielleicht Spaß daran.

Noch immer ambivalente Gefühle bezüglich Fellatio? Vielleicht weil Sie nicht wissen, was Sie tun müssen? Sie machen es nur, weil Sie ihn lieben und ihn nicht verlieren wollen oder weil Sie das Gefühl haben, ihm dies nicht verweigern zu können, wenn Sie ihm eine gute Geliebte sein wollen? Es gibt Frauen, die ihre Männer so gern oral befriedigen, daß sie dabei vor Aufregung selbst zum Höhepunkt kommen. Eine Virtuosin dieser Liebeskunst hat darin eine wunderbare Ausdrucksmöglichkeit für sich selbst gefunden – und daß es keine bessere Anfeuerung gebe für mehr Sex und lustvolleren Sex.

»Ich mag das. Er weiß, wie gern ich es tue. Das bringt ihn noch mehr in Fahrt. Es macht mir Spaß, einen Mann aufzugeilen – Überraschung und Ekstase auf seinem Gesicht zu sehen und zu wissen, daß ich sie hervorrufe. In solchen Momenten habe ich das Gefühl, daß er sich mir hingibt. Daß ich ihn in einer Situation erlebe, in der er ganz verletzbar ist. Ich lasse mir Zeit... Ich habe nicht immer unendlich viel Zeit, aber wenn ich es tue, dann nehme ich seinen Schwanz in meine Hand und betrachte ihn, als wäre er so wundervoll, wie er ja ist – ein anbetungswürdiges Objekt, das er ja wirklich für mich ist. Zu Anfang lecke ich die Spitze, dann ein bißchen mehr, ich gehe mit meiner Zunge um den Rand, spiele ein bißchen, dann nehme ich unerwartet den ganzen Schaft in meinen Mund, entspanne meine innere Halsmuskulatur, so daß auch ein richtig großer Steifer hineinpaßt.

Dann spiele ich vielleicht noch ein bißchen weiter, lutsche daran wie an einem Lutscher, stecke ihn tief in meinen Mund, lasse meine Zunge der ganzen Länge nach daran auf- und abgleiten und rund um ihn herum; dann stecke ich ihn so tief hinein, daß meine Lippen die Hoden erreichen, die ich in meinen Händen halte. Wenn er dann überall naß ist, halte ich seinen Schwanz in einer Hand und streichle ihn, während ich seine Hoden mit meiner Zunge hin- und herbewege oder ich nehme erst das eine und dann das andere seiner Eier in meinen Mund.

Ich sauge noch mal daran, schiebe die Haut mit meiner Hand so weit es geht zurück und lecke ihn überall, oder ich umfasse den Rand unter der Eichel mit Daumen und Zeigefinger und drücke sie nach oben. Ich drücke an der Spitze ein bißchen fester zu, wenn er es mag und aushält. Jeder Mann ist anders.

Manchmal kauere ich mich wie eine Katze zwischen seine Beine. Und manchmal lege ich mich ausgestreckt neben ihn – meine Fotze in Mundhöhe neben ihm, so daß er mit meinem

Kitzler spielen kann. Und manchmal setze ich mich auf seine Knie und reibe mich daran, bis ich ganz naß bin – so kann ich zum Höhepunkt kommen; manchmal mach' ich's und halte sein Glied in der Hand, bis mein Orgasmus abgeflaut ist. Je erregter ich bin, um so dickflüssiger wird mein Speichel, und je mehr ich ihn kaue, um so nasser wird er. Ich bewege mich jetzt in dem Rhythmus, den er will und den ich herausgefunden habe durch Beobachtungen und Fragen oder weil er es mir gesagt hat. Und ich spüre, wenn er kurz davor ist, und werde immer wilder mit jedem Stoß, und meine Kehle ist dabei entspannt und weit offen.

Und wenn er will, daß ich mich auf ihn setze, weil er in mich reinspritzen möchte, dann tue ich das manchmal. Aber oft sage ich ›Nein, ich möchte, daß du in meinem Mund kommst‹. Und vielleicht schlucke ich ein bißchen von dem, was kommt, oder auch nicht. Ich mag den Geruch und normalerweise auch den Geschmack, und ich mag das klebrige und warme Gefühl auf meinem Gesicht, in meinem Haar und auf dem Bett. Ich fühle mich animalisch. Ich liebe dieses Gefühl. Wenn es eine ganze Weile so gegangen ist, dann falle ich auch zusammen, aber manchmal sauge ich ihn auch noch ein- oder zweimal, nachdem er gekommen ist. Nicht alle Männer lassen das zu. Aber manche finden diese Tortur höchst angenehm. Und ich sage ihm, wie wunderbar er schmeckt. Und wenn er es mag, nehme ich seinen Penis und seine Hoden und liebkose sie mit meinen Händen, während wir ein bißchen schlummern oder schlafen oder reden in der wunderbaren Nähe nach dem Sex.«

Manche Männer wollen einfach nur in den Mund genommen werden, ohne Druck. Aber die meisten wollen den Mund und die Hände, die sich fest um den Penis schließen wie eine feuchte, heiße, kleine Vagina.

»Wenn ein Mann oralen Sex richtig aggressiv betreibt – also sozusagen wortwörtlich meinen Mund ficken möchte – kann ich auch darauf eingehen. (Wenn eine Liebesbeziehung beiden Gelegenheit gibt zu dominieren, muß diese Unterwerfung nicht unbedingt ein Politikum sein.) Wenn er mich an den Haaren zerrt und Tarzanschreie ausstößt oder mir mit seinem Schwanz ins Gesicht schlägt, erstaunt es mich vielleicht, ja amüsiert mich wahrscheinlich zudem, außer wenn ich mich nicht gerade in eine aufregende Vorstellung von Unterwerfung steigere.« (Die Frau, die das sagt, ist Chefin eines großen Verlages, deshalb ist wohl kaum zu befürchten, daß sie dieses Gefühl der Unterwerfung in ihr Alltagsleben überträgt.)

Wenn die Leute von ›Blasen‹ reden, klingt das, als wäre es Arbeit für sie. Und wenn Sie nur wenig begeistert sind von Fellatio, dann empfinden Sie es wohl auch als Arbeit. Aber wenn Sie erst einmal herausgefunden haben, was es heißt, eine Weltklasse-Fellatio-Geliebte zu sein, und es macht Ihnen Vergnügen, daß Sie ihm so viel Genuß bereiten können, dann haben Sie dieses erotische Potential auch für sich selbst entdeckt.

Vergessen Sie nicht: Jeder Penis ist anders. Jeder Mann hat seine eigenen Angewohnheiten und Vorlieben, einen Punkt, der besonders empfindlich auf Berührung reagiert, oder einen, der besondere Aufmerksamkeit verlangt. Die meisten Männer finden es roh und raubtierhaft, wenn Sie mit Ihren Zähnen darüber herfallen, also liebkosen Sie ihn lieber mit weichen Lippen überm Elfenbeinzahn... Aber Sie sollten doch wissen, daß sanftes Zwicken und zartes, köstliches Berühren mit den Zähnen manche Männer wahnsinnig machen kann. Fellatio und auch anale Spiele können ihn erregen, aber genauso gut tut es ihm manchmal, wenn Sie ihn in den Hintern kneifen oder fest seinen Damm massieren.

Lassen Sie sich nicht entmutigen, wenn ein Mann, der eindeutig mit Ihnen schlafen will, einen schlaffen Penis hat. Ihre Hand und Ihr Mund können die Situation sofort ändern. Wenn er müde ist, älter vielleicht oder schon einen Orgasmus gehabt hat, dauert es sicher etwas länger. Wenn Sie einmal ein leidenschaftliches Solo in Fellatio in Ruhe genießen oder mit einem Freund gemeinsam studieren wollen, besorgen Sie sich den Porno ›Tigresses‹ oder einen anderen dieser Art – da sehen Sie orale Technik für Fortgeschrittene. Für Sie und Ihre Befriedigung ist es besser, wenn die Reihenfolge andersherum ist: Wenn er mit dem Vorspiel – mit Umarmungen, Küssen und Streicheln und Cunnilingus – beginnt, Sie vielleicht ein- oder zweimal zum Höhepunkt bringt, und Sie dann Fellatio machen, bis er soweit ist. Und schließlich gehen Sie über zum Geschlechtsverkehr. Dies ist kein Patentrezept, keine Vorschrift – nur ein Vorschlag – als Anregung zu eigenen Improvisationen.

Schlemmen ohne Reue – Cunnilingus

Wenn jemand als toller Liebhaber bezeichnet wird, dann heißt das meist, daß er ein Meister des Cunnilingus ist. Letzten Endes wird jeder Mann, der Frauen liebt, die vielfältigen sinnlichen und emotionalen Freuden des Cunnilingus entdecken. Manche Männer werden direkt zu Poeten, wenn sie die Wonnen des weiblichen Körpers entdecken und mit verblüffenden Metaphern und Komplimenten verherrlichen – etwa ›Mein goldiges Honigdöschen‹ sagen. Andere werden zu ausdauernden Athleten, wenn sie begeistert feststellen, wie einfach es ist, Sie zu erregen und Ihnen einen Orgasmus nach dem anderen zu schenken, ob nun mit oder ohne Erektion, nach oder vor dem eigenen Orgasmus, und das fast ganz ohne jede Mühe. Nichts regt einen braven Mann mehr an, als zu wissen, wie scharf er Sie macht.

Nur: Liegen Sie bloß nicht einfach da wie eine lahme Ente! Haben Sie keine Angst, sich zu bewegen, zu schreien und zu stöhnen. Öffnen Sie Ihren Mund und lassen Sie die Worte sprudeln. Auch ein Meister freut sich zu hören, wie wunderbar er ist.

Leider gibt es Männer, die nur selten von sich aus Cunnilingus machen. Auch Ihr Partner hat vielleicht Bedenken oder Hemmungen, Ihre Muschi zu küssen, einen begründeten oder unbegründeten Widerwillen gegen intim-weibliche Gerüche oder unangenehme Erinnerungen an frühere, unerfreuliche Erlebnisse. Oder er spürt daran, wie Sie sich ihm entziehen und Ihre Beine zusammenkneifen, wie ›verklemmt‹ Sie in dieser Hinsicht selbst sind.

Denken Sie nur an jenes tapfere Wesen, das als erstes den Mut und die Entdeckerfreude besaß, eine Auster zu essen – dieses zuckende, schleimige, salzige kleine Muscheltier – und wie dieses Wesen entzückt feststellte, welch köstlichen Geschmack und Wohlgeruch so eine frische Auster hat. Auch Ihre natürliche Geschmacksnote ist köstlich. Für manche Männer gar der reine Nektar.

Aber Sie müssen mir das nicht unbewiesen glauben. Küssen Sie seinen Mund, wenn er vor Feuchtigkeit glitzert, und spüren Sie selbst, wie Sie schmecken. Natürlich sollte Ihr Geruch nie zu intensiv sein. Waschen Sie sich gründlich, bevor Sie ins Bett gehen. Bei einer gesunden Frau reinigt sich die Scheide von selbst. Aber gelegentlich möchten Sie sich vielleicht einmal mit warmem Wasser (ab und zu vermischt mit einem Teelöffel Essig auf einen Viertelliter Wasser) ausspülen.

Wenn Ihre Schamhaare flauschig und weich sind, können Sie sie mit ein paar Blümchen schmücken. Sind Sie wild und gekräuselt, ist es sehr sexy, wenn Sie sie ganz kurz schneiden – ihm – und sich selbst – zu Gefallen. Ein bißchen Parfum in die Kniekehlen intensiviert Ihr Fluidum.

Die Kunst dies Cunnilingus zu erlernen ist dem Studium einer Fremdsprache ähnlich – die Zunge wird ein immer feinfühligeres Instrument. Doch Ihr Partner weiß vielleicht nie so genau, wie gut er ist. (Es ist nicht wie beim Marathon, wo die Leistung zählt und man weiß an wievielter Stelle man hinter dem Sieger ist.) Sein Zögern, Sie zu lecken, mag auch darauf zurückzuführen sein, daß er gar nicht weiß, was Sie mögen. Aber wie können Sie selbst es wissen, wenn Sie nicht schon einmal einen erfahrenen und verständigen Liebhaber gehabt haben? »Du kannst alles machen«, könnten Sie sagen. »Mach alles mit mir, was du magst. Ich habe das noch nie gemacht, aber es wird mir bestimmt gefallen.«

Vielleicht beginnt er mit den Fingern... Und mit Küssen. Ihren ganzen Körper entlang. Höflichkeitsbesuche an all Ihren erogenen Stellen. Er küßt die Innenseiten Ihrer Schenkel, bis er die äußeren Schamlippen erreicht, er öffnet die Lippen und umkreist sie mit seiner Zunge... Ihre Bewegungen und Laute zeigen ihm, ob und in welchem Maße es Ihnen gefällt. ihre Erregung wird vielleicht durch den direkten Kontakt mit dem Kitzler ausgelöst. Manche Klitoris reagiert mit Empfindungslosigkeit auf zu heftige Berührung. Vielleicht brauchen Sie aber auch zehn oder fünfzehn Minuten intensiver Stimulierung, eine Erregungskurve, die erst mit dem Höhepunkt wieder abnimmt. Seine Hände spielen mit Ihren Brüsten und drücken Ihre Pobacken und streicheln Ihren Venushügel. Seine Finger bewegen sich mit sanftem Druck in Ihrer Vagina und reizen den G-Punkt. Wenn sein Mund sich auf seiner Wanderung verliert, rücken Sie ihn sanft wieder in die Position, in der der Funke überspringt. Pressen Sie sich seiner Zunge entgegen. Drücken Sie selbst den Venushügel, bis auch der Schaft der Klitoris herauskommt, wenn Ihnen das gefällt. Vergessen Sie nicht: Er ist da unten zwischen Ihren Beinen beschäftigt, um Ihnen Vergnügen zu bereiten. Wenn Sie ihm einmal das ›Wie‹ gezeigt haben, müssen Sie ihm nie wieder etwas vortäuschen. Ihre Reaktion macht, daß er sich wie Supermann fühlt. Wenn Sie ganz schnell einen Höhepunkt wollen – und dann noch einen vor dem Geschlechtsverkehr –, sagen Sie es ihm. Und sollte *eine* heiße Explosion alles sein, was Sie an einem Abend ertragen können, wird er Ihnen das nachsehen. Vielleicht erreicht auch Ihr Partner einen Höhepunkt – nur einfach so, beim Cunnilingus. Wenn Sie Glück haben und er sexuell entsprechend an- und/oder aufgelegt ist, wird er gern bei einem weiteren Liebesspiel einen zweiten Höhepunkt erreichen. Es gibt regelrecht Cunnilingus-süchtige Männer, für die es nichts Schöneres gibt, als eine Frau zu lecken. So jemand kann Sie stundenlang verwöhnen und Ihnen so viele Höhepunkte bescheren, wie Sie ertragen können. Wer weiß, welche Fantasien ihre so erfreulich besessenen Hirne dabei haben? Stacheln Sie ihn an. »Möchtest du mein Sklave sein?« – »Bist du ein nichtsnutziges Hündchen, das seine Herrin leckt?« – »Bist du ein Panther mit einer scharfen, rauhen Zunge?« – »Bin ich deine Gefangene?«

Er wird darauf reagieren. Vielleicht wird er noch erregter, wenn Sie seinen Kopf mit gespielter Gewalt festhalten. Oder Sie nähren seine Vorstellung von Unterwerfung und setzen sich auf sein Gesicht und verlangen, daß er Sie stundenlang küßt und leckt. Und sollte es anders oder schöner als zuvor sein, dann sagen Sie es ihm. Immer und immer wieder...

Die 69 – maßlos überschätzt

Für den höchst unwahrscheinlichen Fall, daß Sie eine Niete in Mathe sind: die Bezeichnung 69 (neunundsechzig) zeigt bildlich die Position zweier Körper durch die umgekehrten Zahlen an. Wenn ich hier behaupte, die französische Liebe, also 69, werde maßlos überschätzt, muß ich sicher mit grober Beschimpfung von seiten der Männer und Frauen rechnen, die diese Form der Liebe für das Höchste halten.

Entscheiden Sie selbst: Vielleicht ist das gleichzeitige Lekken für Sie eine angenehme, erfreuliche Sex-Variante. Ja, vielleicht sogar ein überaus lohnendes Spiel. Doch andere Leute finden, daß es besser und effektiver sei, sich abzuwechseln. Es kann sehr ablenken, gleichzeitig Vergnügen zu schenken und zu empfangen. Stellen Sie sich nur vor: Sie wollen sich Ihrer wachsenden Erregung hingeben, aber trauen sich nicht und können auch nicht, solange sein Schwanz in Ihrem Mund ist. Womöglich vergessen Sie sich und beißen vor lauter Ekstase und Glücksgefühl richtig fest zu... Es ist genußvoller nacheinander. Denn – während Sie auf den Höhepunkt zugehen, müssen Sie ihn ein wenig vernachlässigen, erst danach können Sie sich ihm wieder ganz zuwenden und seinem Höhepunkt Ihre volle Aufmerksamkeit widmen.

Ist der vaginale Geschlechtsverkehr wirklich so veraltet?

Wir sollten den vaginalen Geschlechtsverkehr wieder auf den Sockel heben, auf den er gehört. Das heißt nicht, daß wir die Klitoris von luftiger Höhe vertreiben wollen. Der Kitzler hat seine sinnliche Nische in der Halle des Ruhmes verdient. Aber wenn Sie auch der Meinung sind, daß Sex nicht nur aus vaginalem Geschlechtsverkehr besteht, sondern aus Küssen, Umarmen, Streicheln, Liebkosen hier und dort und überall und daß das Ziel nicht nur der Orgasmus, sondern das sinnliche Vergnügen an sich ist, dann sollten wir das ramponierte Image des vaginalen Geschlechtsverkehrs wieder aufbessern – zum ›göttlichen Rein und Raus‹, wie einer meiner wollüstigen Freunde es zu benennen pflegt.

Die Bedeutung des vaginalen Geschlechtsverkehrs hat in zwei Jahrzehnten feministischer Aufklärung und sexueller Forschungen stark gelitten. Als Shere Hites Report über die weibliche Sexualität bewies (was die meisten Frauen ohnehin längst wußten), daß die meisten Frauen beim Geschlechtsverkehr keinen Orgasmus erleben, machten sich frustrierte Frauen und brave Männer auf die Suche nach dem nicht so leicht zu ortenden Kitzler. Eine herausragende Erkenntnis in dem Werk von Hite war die Tatsache, daß Frauen ihren stärksten Orgasmus erlebten, wenn sie sich selbst befriedigten. Dabei wurde möglicherweise nur übersehen, daß sie mit Männern die bedeutungsvollsten Orgasmen haben.

Die Herausforderung war da. Wenn wir wüßten oder wußten, was uns erregt, sollten wir diese Geheimnisse den Männern mitteilen (was sie nicht impotent oder feindselig machen sollte), und schon wäre das Leben ein Traum. In einem späteren Report über die männliche Sexualität berichtete Shere Hite, daß die meisten Männer die Bedeutung der klitoralen Stimulation kannten. Allerdings glaubten viele, ihre Frauen gehörten zu den 30 Prozent, die durch vaginalen Geschlechtsverkehr zum Höhepunkt kommen – ›reife‹ Frauen also. Sicher, in einigen Stellungen wird die Klitoris durch Reibung stimuliert. Andere bewirken die Stimulation des G-Punkts. Und manche Frauen erleben ihren Höhepunkt beim Eindringen des Penis, einfach weil sie durch das Vorspiel so erregt sind, daß fast jede Berührung – ein sinnlicher Kuß, ein Berühren der Brustwarzen, der Brüste, leichter Druck des Venushügels – den Höhepunkt bringen kann. Viele Frauen können aber nur durch das klitorale Vorspiel einen Orgasmus haben. Andere brauchen die Stimulierung der Klitoris während oder nach dem Eindringen des Penis oder beides. Hier einige Situationen für heiße, sinnliche und orgasmische Freuden.

Orgasmus beim Vorspiel

Samstägliches Nachtleben,

1. Akt. Die Hände treffen sich an der Karaffe, als jeder dem anderen gerade nachschenken will. Er spielt mit ihrem Handinnern, während beide auf den Nachtisch warten. Sie spielt mit den Locken in seinem Nacken. Sie pressen die Schenkel unter dem Tisch aneinander. Seine Hand wandert unter ihren Rock. Er: »Du bist ja schon ganz naß!«

2. Akt. Sie tanzen. Die Musik wird langsamer. Er zieht sie an sich. Sie küßt seinen Hals und bewegt sich im Rhythmus mit ihm und gegen ihn. Später. »Der Taxifahrer beobachtet uns«, flüstert sie, während er das Strumpfband löst und in ihre Schenkel beißt. »Mir macht das nichts aus«, sagt er, »zeig's ihm!«

3. Akt. In der Wohnung. Sie lassen ihre Mäntel fallen, die Körper eng aneinander geschmiegt. Sie küssen sich. Sie löst seine Krawatte. Er greift in ihre Bluse, legt ihre Brüste frei und küßt sie. »Ich scheine dir zu gefallen«, sagt sie und öffnet den Reißverschluß seiner Hose. »Sieh mal, wie groß er ist!« Er: »Zieh dein Höschen aus, oder ich reiße es dir runter!« Er liebkost sie mit seinen Lippen, seinen Fingern; zieht sie auf den Fußboden, holt ein paar Kissen vom Sofa runter. Er macht seinen Daumen in ihr naß, streichelt ihre Klitoris, bis

sie zum Höhepunkt kommt, dann noch einmal und noch einmal. Er hält sie ganz fest. Ihre Hand gleitet zwischen ihnen hin und her, sie streichelt ihn, liebkost seinen Schwanz mit dem Mund, fühlt seine Erregung. Sie beendet ihre Aktion, er nimmt seinen Penis in die Hand und reibt ihn gegen ihre Klitoris, bis sie erneut einen Orgasmus hat. Dann dringt er in sie ein und geht in den Rhythmus über, der ihn zum Höhepunkt bringt.

Orgasmus während des Geschlechtsverkehrs

Donnerwetter,

1. Akt. Er streichelt ihre Brust mit der einen Hand und mit der anderen ihre Klitoris. Sie ist schnell erregt. Ungeduldig wartet sie darauf, daß er in sie eindringt. »Du bist so groß«, sagt sie, »du wirst mich ganz ausfüllen. Ich kann gar nicht glauben, daß es so gut ist.« Und sie übernimmt die Führung, legt sich so hin, wie sie am besten erregt wird. Sie streichelt sich selbst, nimmt dann seine Hoden in die Hand. Sie spürt, daß sie bald kommt, berührt sich selbst in einer Weise, von der sie weiß, daß sie sie schnell zum Höhepunkt bringt, unmittelbar bevor er den Höhepunkt erreicht.

Orgasmus nach dem Geschlechtsverkehr

Der Langstreckenläufer,

1. Akt. Sie flirtet, küßt seine Finger, teilt mit ihm ein Glas Champagner, sie knutschen im Auto. Er möchte sie ausziehen und sie auf dem Rücksitz lieben. »Nein, im Haus«, sagt sie. Sie schenkt sich ein Glas Cognac ein, nimmt einen Schluck in den Mund und seinen Penis dazu und gönnt ihm ein Bad in Cognac.

2. Akt. Sie genießt die Freuden, die er ihr mit seinem Mund bereitet. »Komm, laß uns das im Bett machen«, sagt sie und zieht erst ihn und dann sich selbst aus. Sie liebkost ihn mit dem Mund, er reibt ihren Kitzler mit seinen Fingern, und er

weiß, daß sie bald einen Orgasmus haben wird. Sie entzieht sich ihm und streckt ihm ihr Hinterteil entgegen. Er dringt von hinten in sie ein, stößt sie heftig und erreicht schnell einen Orgasmus. Er dreht sie auf den Rücken, drückt mit seinen Fingern ihren Schamhügel, seine Finger streicheln ihre Klitoris, bis sie stöhnt und zuckt. Dabei hält er sie ganz fest, streichelt sie mal heftiger, dann wieder zärtlicher, bis sie zum Höhepunkt kommt. »Ich liebe dieses unglaublich erregende Auf und Ab«, sagt sie, »aber ich kann nur einmal kommen. Es ist so wild und intensiv, ich kann es jetzt unmöglich noch mal machen.«

Fragen an Dr. Gael

Warum werde ich nicht naß? Vielleicht liegt es an der Grippe-Tablette oder am Hasch, das Sie vor dem Zubettgehen geraucht haben. Vielleicht haben Sie gerade geduscht. Auch unterdrückte Wut kann die normale Feuchtigkeit hemmen. Einige Therapeuten meinen, daß die Kegel-Übungen die Blutzufuhr in die Vagina erhöhen und damit die natürliche Feuchtigkeit steigern. Nehmen Sie Spucke, KY-Gel oder irgendeine sterile, wasserlösliche Creme. In Sex-Läden gibt es spezielle Gleitcremes – supergeil, wie versprochen.

Er zieht mir meine Bettdecke weg. Was kann ich tun? Schmiegen Sie sich enger an ihn. Wenn er ein chronischer Bettdeckengrabscher ist, ist er vielleicht auch sonst ein Grabscher. Stehen Sie auf und schlüpfen Sie auf der anderen Seite des Bettes unter die Bettdecke. Sorgen Sie dafür, daß noch eine Bettdecke da ist. Wegziehen der Bettdecke ist kein Scheidungsgrund.

Er schnarcht. Hilfe! Drehen Sie ihn sanft und ohne ihn zu wekken, bis er nicht mehr schnarcht. Puffen Sie ihn, bis er fast wach ist, und versuchen Sie einzuschlafen, bevor er wieder zu schnarchen beginnt. Besorgen Sie sich Ohrstöpsel.

Mein Partner kommt zu schnell zum Höhepunkt. Was kann ich machen? Wenn Sie nicht oft miteinander schlafen, recht lange nicht zusammen gewesen sind oder wenn Sie sich aus Spaß den ganzen Abend gegenseitig erregt haben, kann es passieren, daß Ihr Partner zu schnell zum Höhepunkt kommt. Eine zweite langsamere und liebevolle Runde kann vielleicht besser gelingen. Sie könnten auch übereinkommen, ausgiebiges, sehr erregendes Vorspiel zu betreiben, bevor Sie zum vaginalen Verkehr übergehen; dadurch ist sein Orgasmus dann sicherlich weniger frustrierend für Sie.

Therapieren Sie sich selbst, wenn sich seine vorzeitige Ejakulation häufig wiederholt. Stop- und Start-Technik, bei der die Stimulation bis kurz vor dem Orgasmus unterbrochen wird, hilft ihm vielleicht, seine Reaktionen besser unter Kontrolle zu halten. Gegebenenfalls kann Ihnen auch ein Sex-Therapeut dieses Problem lösen helfen.

Sex während der Menstruation? Es spricht nichts dagegen. Waschen Sie sich gründlich, und wenn Sie ein Pessar benutzen, dann muß nicht mal jemand merken, daß Sie Ihre Periode haben.

Gibt es etwas Schöneres im Leben als die unaufhörliche Suche nach Ekstase?

Nicht in diesem Buch!

Orgasmus – die Geschichte des O

Indianerfrauen bezeichnen den Orgasmus als ›immer wiederkehrende Glückseligkeit‹. Die Franzosen nennen ihn ›den kleinen Tod‹, *le petit mort*. Im Vergleich dazu erscheint unser ›Es kommt mir‹ respektlos und nonchalant. Liegt das an unserer Einstellung zum Orgasmus? Was ist überhaupt Orgasmus?

a) Eine männlich-chauvinistische Verschwörung, um uns unsere Unzulänglichkeit zu zeigen.
b) Eine Art primitiver Reibung.
c) Eine Abschuß-Kerbe an seinem Gürtel, die sein männliches Selbstwertgefühl hebt.
d) Ein Beweis Ihrer Liebe.
e) Zeitweilige Unzurechnungsfähigkeit.
f) Ein guter Grund, den Vibrator in die Ecke zu legen.
g) Eine intensive Sinnesempfindung auf dem Höhepunkt der sexuellen Erregung und die Auflösung der sexuellen Spannung, oft von Kontraktionen der Beckenmuskeln begleitet.
h) Ein Erdbeben.
i) Intensiver Genuß, gefolgt von Erlösung.
j) Forscher sind anderer Meinung.
k) Ein Gefühl der Einsamkeit, weil er nach 42 Sekunden einschläft.

Wenn Sie **a, c, d** angekreuzt haben, dann haben Sie ein Problem. Verlangt er von Ihnen einen Orgasmus als Beweis Ihrer Liebe oder als Bestätigung seiner Männlichkeit, und Sie fühlen sich als Frau gefühlsmäßig minderwertig, weil Sie das nicht bringen? Dann sind Sie ein Opfer entarteter Willkürherrschaft. Sex hat mit Genuß und Freude zu tun und sollte nicht einzig und allein auf den Orgasmus hinzielen. Ein reifer, liebender, sensibler Mann mit Erfahrung müßte wissen, daß Sie zum Orgasmus klitorale Stimulierung brauchen – durch seine Finger, Ihre eigenen Finger, orale Liebkosungen, Berührungen mit Federn, Vibratoren, Teddybären und was es sonst noch alles gibt – und daß dies nicht das geringste mit einem Mangel an Männlichkeit zu tun hat. Liebe bringt den Orgasmus genauso wenig zustande wie sexuelle Virtuosität. Wohl aber können Vertrauen und Liebesgewißheit Sie in Ihrer Orgasmusfähigkeit bestärken. Ärger und Frustration wiederum können, ohne daß Sie sich dessen bewußt sind und es sagen können, schuld daran sein, daß es Ihnen nicht gelingt, sich sexuell gehen zu lassen.

b, e, h lassen Sie eher als Poetin erscheinen, denn als Wissenschaftlerin. Aber Ihre Metaphern klingen gut.

f läßt darauf schließen, daß Sie vielleicht gerade ein jugendliches Abhängigkeitsverhältnis zu Ihrem Vibrator entwickeln. Bekanntlich vergessen ja Vibratoren nie einen Valentinstag, und sie geben nicht nach, wenn die Erregung erstmal in Gang gekommen ist; und Sie müssen auch nie sagen, daß es Ihnen leid tut. Für viele Frauen, die anders nicht zum Höhepunkt kommen können, ist der Vibrator eine sichere Sache. Und es kann eine ganz heiße Sache sein, wenn er Sie mit dem Vibrator glücklich macht. Der Vibrator kann aber süchtig machen, so daß weder Koitus noch Cunnilingus und Masturbieren – selbst mit den geschicktesten Fingern – Sie mehr zufriedenstellen. Möchten Sie etwa auf frische Pfirsiche oder Schokoladen-Eis verzichten, nur weil irgendein Nußstrudel so köstlich schmeckt? Lassen Sie sich alle Wege offen.

Fallen Sie unter **g, i, j**, sind Sie auf dem aktuellsten Stand des Disputs von Psychologen und Sexologen, die sich in nichts einig sind. Einige sagen, es gäbe keinen Orgasmus ohne direkte klitorale Stimulierung (Kinsey hingegen behauptet, daß manche Frauen allein durch Fantasie zum Höhepunkt kommen können). Andere bestehen darauf, daß es Punkte mit großer Empfindungsfähigkeit gibt (höchstwahrscheinlich innen an der Vorderseite der Vagina), die bei manchen

Frauen den vaginalen Orgasmus auslösen, bei einigen Frauen gar den Erguß eines Sekrets.

Bei **k** müssen Sie wissen, daß Sie nicht allein dastehen. Selbst ein sehr liebender und gefühlvoller Mann, der glaubt, alles gegeben zu haben, kann Sekunden nach dem Sex in Tiefschlaf versinken. In ›Forum‹ führt Dr. Tripp Energieverlust als Ursache an. Er schreibt: »... der männliche Orgasmus entleert mindestens 17 Drüsen, und diese Drüsen sind normalerweise erst nach Ablauf einer halben oder sogar einer Stunde wieder ›geladen‹ und auf Erotik eingestellt.« Und er erinnert dann an den biologischen Zusammenhang zwischen Orgasmus und Tod bei vielen niedrigen Lebewesen, z. B. bei Bienen, Spinnen und manchen Fischen. Nach Dr. Tripp hat es also nichts mit Ihnen zu tun, wenn er danach platt wie eine Flunder daliegt. Ziehen Sie sich selbst ein bißchen zurück, rät er: »Wahrscheinlich ist das der beste Weg, seine Absenz zu verkürzen.«

Ist die Missionarsstellung wirklich so unmöglich?

Nicht jedermann kann sich biegen wie eine Brezel, und wahrscheinlich gibt es nicht viele Leute, die in der Lage sind, alle Stellungen des Kamasutra auszuprobieren. Aber wenn Sie immer obenauf sind, den Blick fest auf Bloomingdale's gerichtet (was amerikanischen Witzen zufolge die Position sein soll, die alle reichen jüdischen ›Prinzessinnen‹ am schnellsten zum Höhepunkt bringt), dann möchten Sie vielleicht einmal eine andere Choreographie in Betracht ziehen. Zu Beginn der Zivilisation war die Frau beim Geschlechtsverkehr oben. Zumindest im klassischen Griechenland und im alten Rom. Ausgrabungen in Mesopotamien aus der Zeit 3000 v. Chr. zeigen die Frau als die ›Überlegene‹; ein Image, das auch überall in der frühen Kunst Perus, Indiens, Chinas und Japans auftaucht. Dann kam das Christentum, und mit ihm wurde alles auf den Kopf gestellt. Man wurde geradezu der Perversion bezichtigt, wenn der Geschlechtsverkehr anders als in der sogenannten Missionarsstellung vollzogen wurde. Das letzte Jahrzehnt hat die ›Mann-oben‹-Position dann zu einem Politikum gemacht.

Obwohl Sie, wenn Sie oben sind, leichter zum Höhepunkt kommen können, hat die Missionarsstellung auch ihre Reize. Je nachdem, wo Ihre Beine und Ihre und seine Finger sind und was Ihr durchtrainierter Körper zu tun imstande ist, mag die eine oder andere Stellung beim einen oder anderen mehr oder weniger Reibung erzeugen, mag tiefes oder sehr tiefes Eindringen, viel oder weniger klitorale Stimulierung bewirken.

Hervorstehende Knochen oder ein zu dicker Bauch oder ein ausgeprägtes Hinterteil können abstoßende oder auch anziehende Wirkung auf die Verbindung und das Gefühl haben. Vielleicht ist ein Mann nicht gelenkig genug, um länger eine kniende Sitz-Hockposition beizubehalten, eine Stellung, die alle möglichen erregenden Vereinigungen erlaubt.

Sollten Sie sich fragen, ob eine gute körperliche Kondition das Vergnügen der Liebe steigern kann – ja, so ist es!

1. Der Mann ist oben. Die Frau umschlingt ihn mit den Beinen.
2. Der Mann ist oben. Die Frau hat die Knie an seiner Brust.
3. Der Mann ist oben. Die Frau öffnet die Schenkel zu einem weiten V und bewegt sich aufwärts.
4. Der Mann richtet sich auf den Schenkeln auf und zieht den Körper der Frau zu sich.
5. Der Mann sitzt wieder auf den Schenkeln, die Frau bewegt sich auf seinem Penis auf und ab, indem sie ihr Becken hebt. Das stimuliert den G-Punkt.
6. Der Mann kniet, die Frau liegt auf dem Rücken, die Beine bilden eine Schere. Das macht tiefes Eindringen möglich.
7. Die Frau ist oben, sie kniet und bewegt sich vor und zurück. Falls die anatomischen Voraussetzungen dafür vorhanden sind, wird hierbei die Klitoris gut stimuliert.
8. Die Frau ist oben, ihr Körper bleibt eng an den Mann geschmiegt, während er stößt.
9. Die Frau ist oben, ihre Beine nach vorn ausgestreckt, die Hände des Mannes sind auf ihren Beinen, ihre Hände sind hinter ihm aufgestützt, sorgen fürs Gleichgewicht und helfen ihr, sich schnell rückwärts zu bewegen; der Penis ist fast horizontal. Einige Männer lieben das.
10. Die Frau ist oben, ihr Körper ist in Richtung der Knie des Mannes zurückgebogen. Kein Problem, wenn Sie Yoga machen. Eine Aufforderung an seine Hände, mit Ihrem Kitzler zu spielen.
11. Die Frau ist oben, in Hockstellung, bewegt sich auf seinem Penis auf und ab. Er leistet Hilfestellung.
12. Die Frau ist oben, ihr Gesicht ist seinen Füßen zugewandt, und sie bewegt sich auf und ab.
13. Die Frau ist oben, dreht sich mit ihm auf die Seite,

knickt ein Bein ab, während sein Penis in ihr ist. Tiefes Eindringen und intensive Stimulierung für ihn. Gute Bewegungsfreiheit für die Frau.

14. Der Mann liegt auf dem Rücken. Die Frau liegt mit dem Rücken auf ihm, er ist mit seinem Schwanz in ihr.
15. Der Mann ist oben, die Frau liegt mit ausgestreckten Beinen. Das macht die Vagina sehr eng.
16. Der Mann liegt hinter der Frau und ein bißchen tiefer, so daß er in sie eindringen kann. Gute Bewegungsfreiheit für den Körper und maximale Stimulierung des G-Punkts.
17. Die X-Stellung: ausgestreckt, Gesicht an Gesicht, die Frau ist oben und beider Beine sind ineinander verschränkt.
18. Der Mann ist oben. Die Frau hängt mit dem Oberkörper über der Bettkante und stützt sich mit den Händen am Fußboden ab. Doppelter Reiz – Stimulierung zweierlei Art.
19. Sie liegt auf ihrem Rücken, ein Bein ausgestreckt, das andere angewinkelt. Er liegt im rechten Winkel zu ihr, ein Bein unter dem ausgestreckten Bein, das andere über dem angewinkelten Knie. Eine weitere Scheren-Stellung, die langanhaltende nicht anstrengende Stoß-Bewegungen ermöglicht.
20. Eindringen von hinten in der Hundestellung. Die Frau ist auf Händen und Knien. Eine Stellung, bei der die Hoden die Klitoris berühren können.
21. Von hinten, wenn die Frau flach auf dem Bauch liegt und der Mann oben kniet. Mit einem starken Kegel-Übungs-trainierten Muskel kann das für beide ein großer Genuß sein.
22. Die Frau kniet auf der Bettkante. Der Mann steht neben dem Bett.
23. Die Frau steht vornübergebeugt an einem Stuhl oder Bett. Der Mann dringt stehend von hinten in sie ein.
24. Der Mann trägt die Frau auf seinem Penis. Am besten im Flur, dort sind die Wände nah genug, um beiden notfalls Halt zu geben.

25. Der Mann sitzt auf dem Stuhl. Die Frau setzt sich auf seinen Schoß, ihr Gesicht ist ihm zugewandt.
26. Der Mann sitzt auf dem Stuhl. Die Frau setzt sich mit abgewandtem Gesicht auf seinen Schoß.
27. Die Frau sitzt in einer rotsamtenen Schaukel. Der Mann steht.

Es wird behauptet, es gäbe 101 Stellungen, inklusive der Position, bei der die Frau die Füße auf den Schultern des stehenden Mannes hat... Uns geht es aber hier nicht um Quantität, sondern um Qualität.

Analverkehr – das letzte Tabu

Analer Geschlechtsverkehr ist etwas Besonderes: Er hat mit geheimen Fantasien und Tabus zu tun. Einige Liebende betrachten das gemeinsame Analerlebnis als einen Akt höchsten Vertrauens und äußerster Hingabe. Für andere bedeutet das Liebkosen, Berühren und Eindringen in den Anus des Partners die Erfüllung ihrer Vorstellungen von Unterwerfung, Herrschaft, ja sogar Perversion. Und das Verbotene erregt sie. Rein physiologisch gesehen, machen die Nervenenden den Anusbereich höchst empfindsam und tragen zur erotischen Erregung bei.

Einige Frauen lieben analen Sex. Andere nur manchmal. Einige haben hin und wieder nichts dagegen. Wieder andere empfinden ihn als schmerzhaft, unangenehm oder unästhetisch. Und manche möchten ihn auch nicht ein einziges Mal ausprobieren. Wie kürzlich eine Untersuchung ergab, mögen jüngere Frauen analen Sex eher. Sie können aber auch eine sehr einfallsreiche und liebevolle Geliebte sein und trotzdem gegen analen Sex sein. Das Eindringen in den Anus ist auch für manche Männer nicht wünschenswert. Andere hat die Neugier einen oder zwei Versuche machen lassen, aber sie stehen der Sache eher gleichgültig gegenüber. Wieder andere mögen es gelegentlich als sexuelle Variante. Es gibt aber auch Männer, die diese Art von Sex allen anderen sexuellen Praktiken vorziehen und ihn jedesmal wollen.

Analer Sex wird als extrem großes Risiko für die Übertragung von AIDS angesehen, und bevor man nicht weiß, warum manche Leute gefährdeter sind und andere anscheinend widerstandsfähiger, sollten Sie Kondome verwenden oder völlig auf analen Sex verzichten. Es sei denn, mit einem langjährigen Partner, von dem Sie wissen, daß er wirklich monogam war und ist.

Wenn Sie beide zur Gruppe der Risikolosen gehören, werden Sie vielleicht anale Erotik einmal erforschen – entweder mit dem Finger, wenn Sie mit sich selbst spielen, oder während des Liebesaktes – mit Küssen, Liebkosen und Einführen des Fingers oder eines Dildos in den Anus des Partners und vice versa.

Anale Sexspiele müssen nicht hinausgehen über gegenseitiges Streicheln, Berührungen mit der Zunge, Massieren der Pobacken, Liebkosen und Küssen der intimsten Stelle – des Afters – und können aufregend und unverklemmt sein.

Analverkehr muß nicht schmerzhaft sein, wenn Sie langsam vorgehen und viel KY-Gel oder andere wasserlösliche Gleitmittel verwenden. Bitten Sie Ihren Partner, Ihre Gesäßbacken und Ihren Anus mit der Zunge zu liebkosen, zu streicheln und zu küssen, damit Sie die Erregung spüren, ohne Angst vor seinem Eindringen haben zu müssen. Fühlen Sie sich teilnahmslos, aber einem Experiment gegenüber aufgeschlossen, warten Sie, bis Sie bei einem richtig heißen Zusammentreffen in der Vor-Orgasmus-Phase sind. Oder wenn Sie schon einen oder zwei Höhepunkte gehabt haben und Ihr Partner kurz vor seinem Höhepunkt ist. Wenn er Ihr Gesäß streichelt, den Spalt mit der Zunge liebkost, während sein Daumen Ihre Klitoris streichelt, geben Sie sich einfach der steigenden Erregung hin.

Spannen Sie erst die Muskeln am Anus an und lockern Sie sie dann, das entspannt sie, bevor Ihr Partner tiefer eindringt. Sie können lernen, beide Muskelringe zu beherrschen, und erleben vielleicht den Höhepunkt durch die Bewegung, oder wenn er Ihre Klitoris streichelt. (Vergessen Sie nicht, Finger, Penis oder andere Sexspielzeuge zu reinigen, bevor es vom Anus zurück zur Vagina geht!) Uriniert ein Mann bald nach dem analen Geschlechtsverkehr, befördert der Urin alle Organismen raus, die in seine Harnröhre gelangt sein mögen. Wenn Ihr langjähriger Partner Spaß an analen Praktiken hat, wissen Sie es sicher. Wenn Sie sich aber erst neu erforschen, wird er vielleicht neugierig genug sein, es zum erstenmal zu versuchen. Erregen Sie ihn erst mal richtig, und während Sie es ihm mit dem Mund machen, können Sie seinen Anus mit sanftem Druck berühren und ein oder zwei Zentimeter tief mit angefeuchtetem Finger eindringen.

Warten Sie, bis die Muskeln sich anspannen und dann entspannen. Sie merken, wenn er möchte, daß Sie weitermachen. Ist ihm die Invasion willkommen, können Sie mit kreisenden Bewegungen des Fingers tiefer eindringen, während er Sie stößt. (Siehe Seite 56–58 ›Die männliche Anatomie‹.)

Erotische Fantasien verstärken die Erregung. Eine Frau sagt, ihre Erregung und ihr Gefühl, keinen Widerstand leisten zu können, würden dadurch gesteigert, daß sie ihren Partner nicht sehen kann, wenn er sie mit seinem Gewicht auf das Bett drückt. Eine andere Frau stellt sich vor, daß ihr Mann sie wie ein Pferd reitet, ihren Kopf an den Haaren zurückzieht wie an Zügeln, sein Stoßen versetzt sie in immer größere Ekstase. Eine dritte Frau hat das Gefühl, daß sie und ihr Partner einander nie näher sind als beim analen Geschlechtsverkehr, wo sie beide jenseits aller Schranken die totale Intimität erleben.

Wieder eine andere Frau erlebt ein Gefühl von Erstaunen und Macht, wenn sie merkt, wie ihr Partner auf ihr Eindringen in dieses ›geheime Innere‹ reagiert. Sie hat das Gefühl, daß er so ›mehr von sich preisgibt‹.

›Fortgeschrittener analer Sex‹ bedeutet Eindringen mit Gegenständen – mit Dildos, Vibratoren, Fäusten. Einige Männer und Frauen finden Klistiere erotisch. Und es gibt sogar einen zweiköpfigen Dildo, weich wie Haut, mit fleischähnlichen Adern und Falten, der aussieht wie ein männlicher Penis mit einer Eichel an jedem Ende. Eine Seite wird in die Vagina der Frau eingeführt, die andere in den Anus des Partners. Die Frau sitzt oben und steuert die Stöße. Wenn Sie sich jemals gefragt haben, was für ein Gefühl es sein mag, als Mann mit seinem Penis in eine Öffnung einzudringen, kommt dieses Erlebnis dem sehr nahe.

Ein Freund erzählte mir, daß er sich wie im siebten Himmel fühlte, als er eine Frau kennenlernte, die ihn fesselte, ihm eine Kerze in den Anus steckte und ihn schließlich auf einem Dildo sitzen ließ. Vermutlich treffen Sie nicht allzu viele Männer, die dabei derart freudig erregt sind, aber ich erwähne diese Abweichungen, um die erstaunliche Vielfalt dessen aufzuzeigen, was für Menschen sexuell erregend sein kann.

Kalorien, die nicht dünn und nicht dick machen

Sie sehen um so hübscher aus und lächeln mehr, je öfter Sie die Freuden der Sexualität genießen, ob nun im Bett, im Gras, in der Badewanne, auf dem Fußboden oder auf dem Küchentisch. Genußreicher Sex kann sich als so befriedigend herausstellen, daß Sie Ihren Kühlschrank mit Ihren ziellosen Frustrationsüberfällen verschonen. Und dünner werden. Dazu tägliche Übungen, und Sie sehen in Ihrer himmlischen Reizwäsche noch hübscher aus, einfach schlanker und schöner. Dennoch zählt Sex nicht beim Verbrauch von Kalorien.

Selbst die heißesten Liebesbemühungen verzehren nur ungefähr 250 Kalorien pro Stunde: aber, o weh, der Durchschnittsmensch kann diese ›Gangart‹ sowieso nur etwa fünf Minuten aushalten. Das sind dann 20 Kalorien; noch nicht mal so viel wie eine kleine saure Pflaume. Und der passive Partner verbrennt sogar nur jämmerliche 100 Kalorien pro Stunde, das entspricht etwa einer Handvoll Brunnenkresse.

Dr. Gabe Mirkin, Spezialist für Sportmedizin und Autor eines berühmten Schlankheits-Ratgebers, der diese statistischen Zahlen zusammengestellt hat, behauptet: Wissenschaftliche Untersuchungen, die an der Universität von Rom durchgeführt wurden, ergaben, daß beim Vorspiel in einer Stunde etwa 100 Kalorien verbrannt werden und bei einem leidenschaftlichen Kuß etwa 6 bis 12. Beim Orgasmus verbrennen 400 Kalorien in einer Stunde, da aber die meisten Orgasmen nur fünfzehn bis fünfunddreißig Sekunden dauern, werden nicht mehr als 3 Kalorien verbrannt. Das sind weniger als eine dünne Spargelstange.

Aufgrund des enormen Hormonausstoßes werden allerdings bis zu 180 Herzschläge gemessen, das heißt, auf Grund vermehrter Kreislauftätigkeit wird die Herzfunktion gestärkt.

Die Liebe ist also weder eine Entlastung für die Herzkranzgefäße, noch sonderlich geeignet als Abmagerungskur; aber das ist kein Grund zur Verzweiflung. Liebe macht nämlich auch nicht dick. Die durchschnittliche Ejakulation enthält ungefähr 30 Kalorien, genausoviel wie acht mittelgroße Erdbeeren.

Öl in die Flammen gießen – wenn die Liebe nicht ausreicht

Sie fragt: »Wozu hättest du Lust?«

»Zu allem, wozu du Lust hättest.«

»Ich möchte tun, wonach dir zumute ist.«

»Mir ist nach dem zumute, wonach es dich gelüstet.«

»Jack, ich möchte dich glücklich machen.«

»Ich bin glücklich, wenn ich dich glücklich machen kann.«

»Ich möchte nur tun, was du möchtest, daß ich es tue.«

Und er sagt: »Aber du bereitest mir Vergnügen, wenn ich dir Vergnügen bereiten kann.«

Klingt das wie ein Gespräch eines liebenden Paares, das überlegt, was es am Samstagabend machen soll? Ja, sie lieben sich, dieser Ehemann und seine Frau in Don De Lillos Roman ›White Noise‹. Leider aber liegen sie im Bett und sprechen mit dieser gequälten Höflichkeit über Sex; ihr Dialog ist eine Mischung aus Zuneigung und Langeweile.

Niemand, der jemals wahnsinnig verliebt war, wird je diese schwindelerregende Leidenschaft vergessen – ob sie nun Wochen, Monate oder sogar Jahre anhielt – ein Gefühl, als schwebte man in den Wolken. Bei andauernden Verbindungen kommt dann die Zeit, wo sich die Leidenschaft mit dem warmen Gefühl von Intimität und Zuneigung vermischt. Das Verlangen, das die Leidenschaft beflügelt, läßt nach. Und dann gibt es hin und wieder diese gemeinsamen Momente im Bett, in denen Liebe und Zärtlichkeit genauso schwindelerregend sind, wie es die wilde Lust einst war. Und die Beziehung reift und bekommt eine neue Dimension: das Bewußtsein einer starken Bindung. Und in den meisten langandauernden Beziehungen ist die freudige Erregung entweder ganz vorbei oder deutlich zurückgegangen. Viele Paare akzeptieren den Tausch – Intimität und Bindung anstelle intensiver Leidenschaft. Ihre Liebe ist warm, vertraut, liebevoll und zufriedenstellend. Andere beschäftigen sich mit ihren Karrieren, Kindererziehung, Hobbys und Gemeindearbeit; sie betrachten Sex, vielleicht nur mit geringem Bedauern, als eine Sache von minderer Wichtigkeit. Wenn man den Sex erstmal aufgegeben hat, wird es immer leichter, ohne Sex zu leben. Wenn es wirklich andere, wichtigere Dinge gibt oder wenn Sie zu den Paaren mit schwindendem sexuellen Appetit gehören, dann reicht gelegentlicher Sex völlig aus. Aber die meisten von uns vermissen die ›schöne Reise in der Achterbahn‹; sogar die ganz Ehrgeizigen, die nach einem 14-Stunden-Tag todmüde ins Bett fallen, sehnen sich nach der Erregung und Romantik aus der Zeit des Verliebtseins.

Das Werben um den anderen wird die erste Übung für Fortgeschrittene in Sachen Sex. Verabreden Sie sich zum Sex. Schikken Sie ihm eine leuchtend rote Krawatte, ein Sex-Foto, das Sie aus einem Männermagazin reißen, den Schlüssel zu einem Hotelzimmer und eine Karte mit der Angabe, um welche Uhrzeit Sie ihn erwarten. Tragen Sie dasselbe Chiffon-Negligée mit Marabufedern wie das Mädchen auf dem Foto. Machen Sie einen Spaziergang im Wald oder im Park. Schmusen Sie mit ihm auf einer Bank. Wenn Ihr Haus mehr oder weniger von den lieben Kleinen mit Beschlag belegt ist oder sich in ein Teenagertreff verwandelt hat, machen Sie Ihre Ansprüche geltend. Schaffen Sie für sich und Ihren Partner ein romantisches Nest mit einem Schloß an der Tür. Sollte Sie jemand nach dem Stöhnen und dem Schreien fragen, die aus Ihrem Schlafzimmer kommen, sagen Sie einfach, das seien Liebesäußerungen.

Die zweite Übung bezieht sich auf die *körperliche Form*. Ein Mann, der seine Frau attraktiv findet, ist ein glücklicherer Mann. Natürlich liebt er Sie sowieso, mit grauen Haaren, mit Falten, wabbeligen Armen und allem anderen. Dennoch wird alles, was Sie tun, um schöner auszusehen, ihn begeistern. Es ist ein verdammt erbärmliches sexistisches Komplott, aber ich fürchte, es muß sein.

Überraschen Sie ihn. Ändern Sie den üblichen Ablauf, den Ort, die Art der Annäherung. Ändern Sie Ihren Stil. Falls Sie zwanzig Jahre lang das liebe Hascherl im Vorort-Reihenhaus gewesen sind, haben Sie bestimmt kein Verlangen danach, jetzt in einen Sari gewickelt mit einem Vibrator in jeder Hand aus dem Schrank zu springen. Aber eine kleine Veränderung kann Wunder wirken. (Siehe Seite 181f. ›Der bewußte Einsatz von Gleichgültigkeit, Widerstand und Wut‹.) Gehen Sie mit ihm zum Abendessen in ein Restaurant, das Sie seit Ihren gemeinsamen Anfangszeiten nicht mehr aufgesucht haben. Sagen Sie ihm, was Sie gern mal ausprobieren möchten. »Was würdest du denken, wenn ich dich jetzt bitte...« Vielleicht sagt er: »Ich finde das ziemlich lächerlich.« – »Ich würde es gern mal ausprobieren. Ich glaube, es würde mir Gelegenheit geben, mich auf eine Weise verrückt zu fühlen wie schon seit Jahren nicht mehr.«

»Klingt wie Geldverschwendung«, sagt er.

»Nur einmal... mir zuliebe.«

Überwinden Sie den Mythos vom Alter

»Du hättest mich kennen sollen, als ich jünger und immerzu scharf auf Sex war.« Der Mann, der das sagt, ist 52 Jahre alt und wahrscheinlich echt beunruhigt, daß er nicht mehr so leicht erregbar ist wie früher oder nicht mehr als eine Erektion pro Nacht zustande bringt. Oder er erwartet von Ihnen die Bestätigung dessen, was er gern glauben möchte. Tatsächlich braucht er heute intensivere genitale Stimulierung, um sexuell in Stimmung zu kommen, ist aber ein viel besserer Liebhaber, viel zärtlicher, viel erfahrener und erfindungsreicher, als er es mit 20 Jahren war. Es bedarf vielleicht einiger anregender Gesten, erotischer Spielereien und einer begeisterten Fellatiobehandlung, um den Funken zu zünden; und manchmal bedarf es eines Tricks, damit er nicht wieder abschlafft, aber wenn er dann soweit ist, ist er ein Meister. Die Erwartung wird Teil der Realität. Der Mann, der erwartet, daß seine Triebintensität mit 40 oder 50 Jahren abnimmt und der von zu vertrauten Riten im Bett ein wenig gelangweilt ist, sieht seine Befürchtungen auch bestätigt. Und der Mann, der von sich erwartet, daß er eine lebenslang funktionierende Sexmaschine ist, hat größere Aussichten, daß seine Lust unvermindert anhält. Sex-Athleten und frühreife Männer zeigen eine Tendenz zu langer sexueller Aktivität – weil Sex ihnen wichtiger ist... oder verlockender.

»Ich war noch nie in meinem Leben so sehr an Sex interessiert wie heute.« Der Mann, der das sagt, ist 54. »Als Teenager und Twen war ich eine sexuelle Niete. Dann habe ich eine Frau kennengelernt, die mich alles über Frauen und über mich selbst gelehrt hat. Dieses Image von mir gefällt mir. Meine Frau und ich schlafen etwa fünf- bis sechsmal die Woche miteinander. Ich bin stolz darauf. Ich bin mit einer Frau verheiratet, die eine sehr erotische Ausstrahlung hat, und ich bin ein sexuell aktiver Mann. Wenn ich sie beim Flirt mit einem anderen Mann beobachte und sehe, wie sie ihm gefällt, habe ich so großes Verlangen nach ihr, daß ich es kaum abwarten kann, mit ihr nach Hause zu kommen.«

Dieselbe Intimität, das Vertrauen und die Sicherheit, die bei vielen langjährigen Partnern zu ›eingefahrenen‹ Ritualen und Reaktionen führen, wirkt auf andere Paare befreiend. Die Sicherheit macht sie frei dafür, Abenteuerliches zu wagen, Vorstellungen und Fantasien miteinander zu teilen, ja, auch das Gefährliche und Verbotene zu wagen, weil die Bindung so tief und ungefährdet ist. In einer wahrhaft liberalen Beziehung kann die Frau, ohne Repressalien zu befürchten, im Bett ›aggressiv‹ sein – der Mann ist ohne Frage so frei, daß er sich passiver verhalten kann. Erfahrene und liebevolle Liebhaber wissen, daß nicht immer eine Erektion notwendig ist, um eine Frau zu befriedigen. Das Liebesspiel beginnt nicht mit physischer Erregung; es beginnt mit Interesse am anderen, mit intellektueller Erregung oder Emotion. Die Erregung folgt nach einem intensiven, gekonnten Vorspiel.

Amerikanische Männer haben eine besondere Art, aus ihren Frauen Mütter zu machen. Es mag ja manchmal ganz angenehm oder bequem sein, die Mami spielen zu dürfen. Aber fallen Sie nicht darauf herein. Wenn Sie mit diesem Mann lebenslang heißen Sex erleben wollen, sollten Sie zuallererst seine Geliebte sein und nur in Momenten schrecklicher Not auch mal seine Mutter.

Wenn Sie wirklich an Sex interessiert sind, dann setzen Sie

alles ein, was Sie in petto haben: Kunstfertigkeit, Sexspielzeuge, Fantasie, Einbildungskraft und Verderbtheit. Sehen Sie sich noch einmal alle Übungen dieses Buches an – wahrscheinlich haben Sie jetzt genug Lust und Selbstvertrauen, um einige Anregungen in die Tat umzusetzen. Lassen Sie sich auch selbst etwas einfallen – und probieren Sie es aus.

Sex nach der Uhr

Jetzt, da er kein Jüngling mehr ist, dauert es länger, bis er nach dem Orgasmus wieder da ist. Er braucht etwas Schlaf, außerdem hat er sehr früh am Morgen einen Termin, aber das Verlangen ist da. Vielleicht versuchen Sie es mal mit der Wecker-Methode, die ein lüsterner und praktisch veranlagter Sex-Protz als seinen Beitrag zum Eros erfunden hat.

Er macht Liebe. Dann stellt er seinen Wecker, damit der ihn zwei Stunden später weckt. Der Wecker schrillt. Er erinnert sich an sein Vorhaben und sein Körper wacht auf. Seine Umarmungen wecken seine Frau. Sie lieben sich. Dann stellt er wieder den Wecker. Und so weiter. 15 Minuten bevor er sich duschen muß, um rechtzeitig zur Arbeit zu gehen, noch einmal eine schnelle heiße Nummer.

Sex nach der Uhr kann man sicher nicht jede Nacht praktizieren, aber es wird Ihre Träume und Ihr Erwachen erotisieren.

Das Unwiderstehliche an einer erwachsenen Frau

Ich könnte ein Sonett auf die Jugend schreiben. Als langerfahrener Sinnesmensch weiß ich nur zu gut, wie herrlich die Haut einer 18jährigen ist. Und ich könnte Gedichte schreiben auf die Jugendfrische der 25jährigen und auf die goldene Vitalität der 30jährigen. Dichter, Don Juans und unsere Kultur sind derselben Meinung. Aber wenn Sie nichts dagegen haben, möchte ich an dieser Stelle die ältere – die erwachsene – Frau würdigen.

Jede Frau über 39, jede Frau, die schon seit mehreren Jahren 39 ist, sollte Anatole Broyard wegen seiner außergewöhnlichen Liebeserklärung an die erwachsene Frau mit Rosen überschütten. ›Nach der Blüte kommt der Glanz‹ heißt ein Essay von ihm, der im Mai 1985 in *Town and Country* veröffentlicht wurde. ›Der außergewöhnliche Mann liest die Geschichte des reifen Gesichts und Körpers und wird davon erregt. Auf ihn wirkt das strahlende Selbstbewußtsein einer solchen Frau wie Pornographie feinster, edelster Art. Sie weiß, wer und was sie ist; sie ist reich an Erfahrung und Eingebung. Sie ist die Landschaft, in der wir wohnen wollen, die jüngere Frau hingegen nur besuchen.‹

Die reife Frau ›ist vom Leben geprägt‹. Die Linien und Narben, die die Jahre hinterlassen haben, machen sie menschlicher, vollständiger. ›Eine der größten Schwierigkeiten im Gefühlsleben der Männer – besonders der erfolgreichen – ist ihre Unfähigkeit, sich zu unterwerfen‹, schreibt Broyard. ›Bei einer Frau, die den Gipfel erreicht hat, ist Unterwerfung überflüssig, da beide Partner Eroberer sind. Dieser Glanz ist eine Aufforderung an den Mann, seinen Gefühlen freien Lauf zu lassen und eine Garantie, daß sie gern angenommen werden.‹

Nun ja, solche Ausnahme-Männer gibt es nicht wie Sand am Meer. Aber es wird Ihnen guttun zu wissen, daß Sie einen solchen verdient haben.

Fantasiereichtum

Fantasie ist das himmlische Geschenk Ihres Kopfes an Ihren Körper – Ihre Vorstellungswelt in Technicolor, die Sie in Erregung versetzt. Vielleicht ist es eine romantische Träumerei – daß sich beispielsweise der Mann, den Sie lieben, mit Ihnen auf den bloßen seidigen Rücken eines weißen Hengstes schwingt und mit ihren Brüsten spielt, während Sie durch eine Blumenwiese reiten. Oder es ist ein wilder Pornofilm, in dem Sie von einem Dutzend Händen liebkost und von einer ganzen Räuberbande vergewaltigt werden. Oder es ist das Aufblitzen einer Idee von einem sanften, aber lüsternen Strandwächter, dem Sie befehlen, sich zwischen Ihre Beine zu knien und Sie mit dem Mund zum Orgasmus zu bringen.

Die Fantasie schreibt in Ihrem Kopf das erotische Drehbuch, während Sie sich selbst befriedigen. Die Fantasie ist so herrlich willfährig. Sie können sie überall und jederzeit einschalten (aber bitte nicht, während Sie gerade bei einer Gehirnoperation sind), ohne daß jemand den Grund für Ihr verzücktes Gesicht kennt.

Denken Sie sich eine kleine erregende Szene, während Sie mit Ihrem Partner beim Abendessen sind. Stellen Sie sich vor, er wäre ein bulgarischer Spion, ein psychopathischer Tierbändiger, Burt Reynolds oder ein bekannter Beischlafdieb. Bis Sie zu Hause sind, schlägt Ihr Herz wie wild, Ihr Slip ist ganz naß und es fällt Ihnen schwer, den Reißverschluß seiner Hose nicht schon im Flur zu öffnen.

Man kann diese Vorstellung auch mit dem Partner austauschen – mündlich. Wenn Sie Ihren Partner womöglich sogar zum ›Mitspielen‹ bewegen können, verdoppelt sich die Erregung. Dies geschieht um so leichter, wenn Sie wissen, was ihn erregt. »Sie sitzen aber sehr schüchtern hier im Lehrerzimmer rum, junger Mann«, können Sie sagen, wenn Sie wissen, daß es eine seiner Lieblingsvorstellungen ist, als unschuldiger Jüngling von seiner heißblütigen Französischlehrerin verführt zu werden. Oder: »Ich glaube, du hast hohes

Fieber, und dafür gibt es nur eine bestimmte Behandlungsmethode.« Und Sie können das heiße Hospitalspiel spielen. Vielleicht inszenieren Sie einen Prolog zu Ihrer eigenen Version der ›Geschichte der O‹, in der er Ihr Sexsklave und Sie die dominierende Herrin sind.

Hier ein Beispiel für einen aufreizenden Dialog zwischen zwei Liebenden: »Liebling«, sagt sie, »die süße kleine Kellnerin ist uns aus dem Restaurant gefolgt. Sie möchte wissen, ob ich dich mit ihr teile.«

»Ich glaube, sie ist scharf auf dich«, sagt er.

»Sie hat wirklich einen super Körper und wunderschöne Haut. Wir könnten uns zu dritt amüsieren.«

Er: »Ich zeige ihr, wie sie dich verwöhnen kann.«

»Und ich werde auch deinen wundervollen Schwanz mit ihr teilen.«

Natürlich ist niemand da – außer Ihnen beiden – und Ihren Fantasien, an denen Sie sich aufgeilen. Nicht alle Ihre Vorstellungen werden ihm gefallen. Genauso leicht, wie Sie ihn mit einem Ihrer Einfälle erregen können, kann ihn ein falscher Satz von Ihnen vor den Kopf stoßen.

Es gibt viele Männer und Frauen, die sich gegenseitig durch solche Dialoge zur Liebe animieren, aber auch viele, die das überhaupt nicht mögen. Sie wissen ja schon, wie verschiedenartig die körperlichen Eigenarten der Männer sind. Ebenso vielfältig sind ihre psychosexuellen Reaktionen. Als selbstsichere Frau, die Sex liebt, die seinen Gefühlen gegenüber empfindsam reagiert, können Sie mit Körpersprache, mit leise gemurmelten Sätzen oder mit der Wahl Ihres Nachthemds mehrdeutige Hinweise auf Ihre Wünsche geben und ihm Spielraum für seine Reaktion lassen, so daß er eine für ihn erotischere Spielart vorschlagen oder es ganz ignorieren kann. Denken Sie daran, er lehnt nicht Sie ab, sondern diese Art von Spiel. Wenn Sie vereinbart haben, sich einer langgehegten erregenden Fantasievorstellung hinzugeben, sollten Sie es schriftlich festlegen. Sie haben dann beide genügend Zeit, für Dekorationen und Kostüme zu sorgen und die Spielregeln auszumachen. Eine Untersuchung über die Fantasien von 120 Männern und Frauen im *American Journal of Psychia-*

try ergab, daß Frauen davon träumen, Sex mit einem anderen Mann zu haben, zum Sex gezwungen zu werden, anderen beim Sex zuzusehen, idyllische Begegnungen mit anderen Männern und sexuelle Begegnungen mit Frauen zu haben, und zwar in dieser Reihenfolge. Die befragten Männer wünschten sich Partnertausch, mit Gewalt erzwungene sexuelle Begegnungen mit Männern und Gruppensex. Wenn die Hauptperson Ihrer Fantasien Warren Beatty, Ihr alter Nachhilfelehrer oder Bruce Springsteen oder sonst eine entfernte Person sein sollte, können Sie sich Ihrem Partner getrost anvertrauen. Aber wenn das Ziel Ihrer Vorstellungen Ihr Schwager oder der Chef Ihres Mannes ist – also alles, was aussehen könnte, als würden Sie Ihren Mann für unzulänglich halten –, dann ist es klüger, ihm nichts davon zu sagen. Geteilte Fantasien sollten Fantasien sein, die Sie beide erregen und nicht einen von Ihnen deprimieren oder verunsichern.

Nachfolgend finden Sie eine Liste erotischer Traumvorstellungen. Sie können sie natürlich ganz nach Belieben mit klassischen Klischees oder auch den ausgefallendsten ureigenen Ideen verbinden. Aufwendige Kostümierung ist nicht erforderlich; sie ist vielleicht zu komisch. Und Sie können keine Liebe machen, wenn Sie sich kaputtlachen. Sex ist Spaß, aber nicht ulkig. (Nun ja, er ist auch spaßig, aber das ist dann eher behaglich und gemütlich, aber nicht scharf.) Hier einige Anregungen. Natürlich sollten Sie auch Ihre eigenen Vorstellungen verwirklichen.

Der wilde Tierbändiger zähmt das Wolfsmädchen (oder wird von ihm gezähmt).

Das Wolfsmädchen spielt mit dem Mann, der glaubt, ein Hund zu sein, und zieht eine Mordsgaudi ab.

Das Menschenjunge wird domestiziert und von der Erdmutter persönlich sexuell mißbraucht.

Die Erdmutter wird von einem Schuljungen angebetet, bewundert und sexuell belästigt.

Der Schuljunge wird von einer Prostituierten geschändet und verdorben.

Die Prostituierte wird gekidnapped und muß sich der demütigenden Behandlung des Entführers fügen.
Der Pirat wird gekidnapped und von der Königin einer erniedrigenden und demütigenden Behandlung unterzogen.
Die Königin wird erniedrigt und unterwürfig gemacht und lernt den maskierten Eindringling lieben.
Der maskierte Eindringling treibt es auf seine Weise mit dem jungen hübschen Sportsmädel.
Das nette Mädel treibt es auf andere Art mit dem Hell's Angel.
Der Hell's Angel wird vom großen Bandenchef verführt, der sich als französisches Dienstmädchen verkleidet hat.
Das französische Dienstmädchen wird von der Domina bestraft.
Die Domina versucht, den gefesselten Fußballspieler zu foltern, aber sie kann seinem mitleiderregendem Wehklagen nicht widerstehen, und sie verlieben sich ineinander.
Und sie werden mit vorgehaltenem Messer vom Piraten, vom Tierbändiger und der Erdmutter, die eine Bewußtseinslücke hat, vergewaltigt. Und so weiter, und so fort... libido ad libitum.

Es wäre falsch anzunehmen, daß sexuelle Praktiken das Alltagsverhalten oder sogar ernsthafte Wunschvorstellungen reflektieren. Der Mann, den sexuelle Fantasien wie Fesselung und Demütigung erregen, will im Alltagsleben bestimmt nicht schlecht behandelt oder gar gequält werden. In seinen Träumereien jedoch erfährt der aggressive Mann Passivität und der normalerweise höfliche und umgängliche Mann spielt eine dominierende Rolle. Im Bett können wir Rollen ausleben, an denen wir in Wirklichkeit keinen Spaß hätten. Es ist so wunderbar befreiend, sexuelle Vorstellungen zu haben und zu praktizieren. Sie können in jede beliebige Rolle schlüpfen, gleichgültig, wie erschreckend oder wild Sie sich gebärden, Sie können für einige wenige leidenschaftliche Augenblicke alle Fantasien verwirklichen – und am nächsten Morgen, wenn der Wecker klingelt, stehen Sie auf und sind wieder derselbe alte, wundervolle, friedliche Mensch, der Sie immer waren.

Ich finde, es ist nichts dagegen einzuwenden, wenn er Ihren spitzenbesetzten Slip ins Büro anziehen möchte. Aber *ich* würde darauf bestehen, daß er sich doch einen eigenen zulegt.

Sexuelle Vorstellungen sind super, wenn man damit umgehen kann; es ist nur bedauernswert, wenn ohne sie sexuell gar nichts mehr geht.

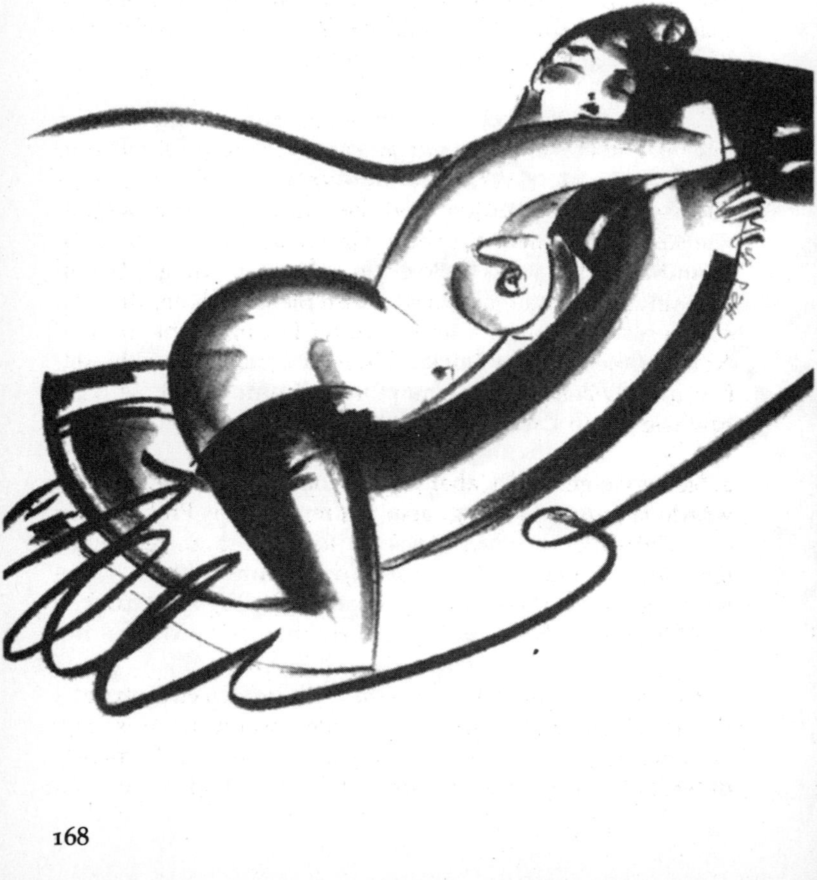

Einer will, der andere nicht

Manche Leute glauben an totale Ehrlichkeit. Andere nehmen im Namen der Höflichkeit Zuflucht zu kleinen Lügen. Wenn Sie nicht in Stimmung sind für die Liebe, spielt es kaum eine Rolle, welche Gründe Sie angeben. Grundsätzlich steht fest: Sie haben keine Lust. Aber er will gern. Oder Sie sind in Stimmung und er nicht.

Was ist zu tun? Er ist ja schließlich der Mann, den Sie lieben, schätzen, respektieren und dem Sie gefallen wollen. – Oder er ist zumindest ein lieber Freund, der hoffentlich eine Weile Bestandteil Ihres Lebens bleibt.

1. Versuchen Sie, sich in Stimmung zu bringen. Sie können im stillen überlegen, was mit Ihnen los ist – Kopfschmerzen, Probleme im Büro, Verdauungsstörungen, ein Gefühl, überall ausgenutzt zu werden, und dann die Tatsache abwägen, wie sehr Sie Sex lieben (gehen wir mal davon aus, es ist so, denn hätten Sie sonst bis hierher gelesen?), wie gut Sie im Bett sind, wie angemacht und scharf Sie in einigen Minuten sein werden, wenn Sie seiner Aufforderung nachkommen. Nehmen Sie ein Alka-Seltzer, ein heißes duftendes Schaumbad und vielleicht auch einen Drink. Dann lassen Sie Ihrer Fantasie freien Lauf. Und machen Sie einfach mit.

2. Sie verweigern sich, aber so liebevoll wie nur möglich. »Ich würde ja gerne, Liebling, aber ich muß dieses Problem vor dem Zubettgehen lösen. Weck mich doch morgen 20 Minuten früher... Oder vielleicht machen wir uns morgen abend etwas Schönes zu essen und trinken Champagner dazu. Die Kinder können bei Freunden übernachten.«

3. Handeln Sie einen Kompromiß aus. »Ich mache jetzt erst meine Hausarbeit und wecke dich, wenn ich ins Bett komme.« Oder Sie sagen: »Ich bin momentan zu sehr mit anderen Dingen beschäftigt, um mit dir zu schlafen, aber ich

kann diese herrliche Rute liebkosen, die sich mir da so nekkisch entgegenstreckt, und du kannst mich umarmen, bis ich einschlafe.« Oder er sagt: »Ich werde dich küssen und dich mit dem Mund und den Fingern liebkosen, und wenn dir danach ist, kannst du mir vielleicht den Rücken massieren.«

Wenn Sie das Gefühl haben, daß Sie ständig jemandem ›zu Diensten‹ sind, dessen Wünsche im Widerspruch zu Ihren eigenen stehen, sind Sie ärgerlich und zornig. Wäre er auch. Aber wer kann schon einem Liebesangebot widerstehen? Leider ist Sex nicht immer Liebe und Zärtlichkeit, sondern manchmal auch Egoismus und krankhafte Selbstbewunderung. Und nicht jeder Widerstand ist einfach Müdigkeit oder Streß. Verweigerung ist eine gute Möglichkeit, jemanden in Zaum zu halten, der sich anders nicht bezähmen kann. Verweigerung ist auch ein Ventil für Verstimmung und Zorn.

Unterschiedliche Biorhythmen können die Freuden im Bett trüben. Er mag Sex am Morgen, Sie aber wachen vor Mittag gar nicht richtig auf und lieben Sex am Abend. Oder er möchte seinen Orgasmus in Ihrem Mund, aber Sie finden das ekelerregend. Oder Sie möchten dauernd geküßt und gestreichelt werden, während er dies ständige ›Getatsche‹ nicht ertragen kann. Sie würden gern jeden Morgen Sex haben, er aber nur am Samstag. Glaubt man den Klagen verschmähter Liebhaber, dann hat es den Anschein, als ob einige von uns sich ausgerechnet den Partner wählen, der ihnen besonders viel vorenthält. Er möchte Cunnilingus. Seine Frau gestattet das nicht. Die Frau eines anderen Mannes kann nicht verstehen, warum ihr Mann sie nie oral befriedigt. Ich glaube, manche Frauen und Männer wollen bestimmte Dinge nicht, weil sie Angst vor totaler sexueller Hingabe haben. Doch das sind Spekulationen, die ich lieber Freud & Co. überlasse...

Wichtig ist es, auf die richtige Weise über derlei Dinge zu reden. Hier einige Beispiele dafür, wie man es machen oder besser nicht machen sollte:

Liebeskiller

Wie kommst du nur auf so fiese Ideen?
Nicht für eine Million Dollar.
Du hältst mich wohl für ein billiges Flittchen.
Deine Mutter würde sich bestimmt im Grab umdrehen, wenn sie wüßte, was für einen perversen Lustmolch sie zum Sohn hat.
In deiner Familie sind wohl alle plemplem.
Wenn ich nur hinschaue, muß ich schon kotzen.
Nur weil du gerade einen steifen Schwanz hast, muß ich doch nicht gleich aufspringen und radschlagen.
Alices Mann wird nicht jedesmal impotent, wenn jemand anders befördert wird.
Glaubst du vielleicht, Paul Newman würde solche abscheulichen Sachen von Joanne Woodward verlangen?

Liebevolle Reaktionen

Ich fürchte mich davor, aber ich will es versuchen.
Nun ja, ich bin nervös, aber so, wie du es sagst, klingt es aufregend.
Wenn du mir hilfst und ganz vorsichtig bist, glaube ich, daß es geht.
Ich kann es ja mal probieren.
Du bist nicht ganz normal, mein Schatz, aber du bist so süß ...
Wer könnte da schon nein sagen.
Ich glaube, ich kann mich daran gewöhnen.
Eigentlich schmeckt es gar nicht so schlecht, wie ich dachte.
Ich fühle mich wie eine Nutte mit diesem klebrigen Zeug überall, aber irgendwie ist es aufregend.
Gloria Steinem wäre sicher entsetzt, wenn sie mich so sähe. Aber ich muß zugeben, ich könnte süchtig darauf werden, so einfach dazuliegen und mich stundenlang von dir liebkosen zu lassen.

Mit einem ruhigen und entspannten Gespräch fernab des sexuellen ›Kampfgetümmels‹ können Sie ausloten, ob es sich um eine unüberwindliche Aversion handelt, deren Wurzeln Angst und Unkenntnis sind, oder ob nicht doch ein für beide

Teile erträglicher Kompromiß gefunden werden kann. Sticheleien oder gar verletzende Bemerkungen in Gegenwart von Freunden können die Spannungen nur verschlimmern. Trägt einer von Ihnen ein tiefes, unstillbares Verlangen mit sich herum? Oder wird irgendein Mißbehagen nie ausgesprochen, das sich vielleicht von selber auflösen würde, wenn man sich entschuldigte oder einen liebevollen Kompromiß suchte? Reden Sie miteinander. Und wenn Sie es nicht allein schaffen, suchen Sie sich einen erfahrenen und feinfühligen Vermittler, wenn nötig, auch einen Sexualtherapeuten. Auf diese Weise werden Sie herausfinden, ob Sie zusammen weitermachen können oder ob es besser ist, sich zu trennen.

Sexuelle Stimulanzien

Was törnt Sie an? Vielleicht die Liebe an sich? Oder Begierde? Oder saubere, frischgebügelte Bettwäsche? Oder, wenn Sie ihn beim Ausziehen beobachten können und schon von weitem quer durchs ganze Zimmer seinen Geruch wahrnehmen? Aber was machen Sie, wenn Sie nicht so richtig erregt sind und trotzdem gern mit ihm schlafen wollen, weil er möglicherweise so richtig in Stimmung ist? Oder wenn Sie gerade an dem Tag, an dem er von einer Reise nach Hause kommt, so ziemlich durch den Wind geschossen sind?

Also, ich würde erst mal ein heißes Schaumbad nehmen, ein Glas Champagner trinken und vielleicht auch ein Stückchen Schokolade essen. Das erweckt mich bestimmt wieder zum Leben. Sie duschen vielleicht lieber, trinken einen frischgepreßten Grapefruitsaft und essen ein Brötchen...

Hier einige Stimulanzien, für Sie und auch für ihn – wenn er zwar interessiert zu sein scheint, aber noch ein bißchen zögert... Und einige, die Sie wechselweise anwenden können...

Schlüpfrige Reden

Wenn Sie normalerweise keine obszönen Worte in den Mund nehmen, kann das eine aufregende Angelegenheit sein. Sagen Sie ihm, was Sie gern hätten, eindeutig und ohne Prüderie. Reden Sie über Ihre Lustgefühle, wenn Sie mitten dabei sind. Animieren Sie ihn, auch ›schweinisch‹ zu reden. Sicher wird so was auf die Dauer auch langweilig, aber ab und zu – und besonders, wenn es mit seinen Vorstellungen übereinstimmt – können unzüchtige Reden aus Ihrem damenhaften Mund wahnsinnig erregend für ihn sein.

Wenn oraler Sex Sie erregt, wie ist es dann mit fernmündlichen? Es kostet nur einige Pfennige, das einmal zu testen. In größeren Städten gibt es meist mehrere Nummern, unter denen eine erotische (Band-)Stimme Ihnen Obszönitäten ins Ohr haucht oder stöhnt. Vielleicht kichern Sie nur, wenn Sie ein atemloses, keuchendes oder babyhaftes Schmusekätzchen stammeln oder stöhnen hören und legen schnell wieder auf. So etwas ist Geschmacksache -- und oft vor allem nicht Frauen-Sache.

In den USA können Sie unter der Telefonnummer (900) 410–1/2/3000 täglich die neuesten ›Abenteuer der Scarlet O.‹, eine erotische Soap-Opera, hören, die ›Sexkapaden zweier lüsterner Ladies‹ oder die ›Verbotenen Fantasien einer verführerischen Meerjungfrau‹. Ob nun lesbische Wilde auf fernen Inseln oder süße Friseusen im Oben-ohne-Salon oder andere Frivolitäten, die eher nach Ihrem Geschmack sind: Jedes der angebotenen Lust-Spiele endet mit einem Höhepunkt, jeden Tag, 365 Tage im Jahr. Natürlich sind diese kleinen Geschichten vor allem für die männliche Libido gedacht, aber – wer weiß? – vielleicht verspüren auch Sie ein leichtes Prickeln unter der Haut. Und Sie können das Ganze auch als Fortbildungskurs zum Schreiben erotischer Geschichten betrachten und von der Steuer absetzen. Es sind aber auch tatsächlich Direktanrufe bei Frauen möglich, die Sie individuell fernmündlich bedienen, und die Sie mit Master Card oder Visa bezahlen können. 42 $ kostet die Erfüllung einer Fantasievorstellung. So was kann man seinem Liebsten zum Valentinstag schenken und dann am anderen Apparat einfach mithören. In diesem Fall steigt allerdings der Preis auf 60 $. Die entsprechenden Telefonnummern stehen in den Magazinen **Forum** und **Screw**.

Sie können es natürlich auch selbst einmal mit einem heißen Flirt am Telefon versuchen – vielleicht finden Sie und Ihr Partner mehr Spaß daran, als Sie es je für möglich hielten.

Alkohol und Beruhigungsmittel

Bei manchen Frauen wirken alkoholische Getränke und Beruhigungstabletten enthemmend und sexuell befreiend. In Maßen kann beides tatsächlich stimulierend sein, zuviel davon wird Sie aber eher lähmen.

Marihuana

Da es ja illegal ist, kann ich es nicht empfehlen. Aber manche Leute haben immer 'n bißchen ›Haschisch in den Taschen, also immer was zu naschen‹. Wenn Gras Sie entspannt, ohne Sie sofort einzuschläfern, und Ihr sensorisches Wahrnehmungsvermögen verstärkt, dann ist es sicher auch das richtige Betthupferl. Auch wenn es ein großartiges Gefühl sein mag, völlig aus dem Häuschen zu sein, sollten Sie es sich aber für besondere Anlässe aufsparen. Ihr eigenes Gefühl kann Sie genauso high machen.

Erotika

Erotische Literatur kann echt scharf machen. Manche Frauen schwärmen für romantische Sexgeschichten, wie sie im Schelmenroman vorkommen.

Meine erotische Liebeslektüre ist ›Blue Skies, No Candy‹. (Stimmt, das habe ich selber geschrieben, aber ich lese es auch liebend gern laut vor!) Die Herrschafts- und Unterwerfungsspiele in der ›Geschichte der O.‹ von Pauline Réage können auch die Säfte steigen lassen, und ›Neun Wochen und drei Tage‹ von Elizabeth McNeill ist nichts anderes als eine moderne Variante desselben Themas. Die zensierte Filmfassung läßt allerdings das erotische Potential des Romans nur ahnen. Wenn Sie die ›O.‹ begeistert hat, werden Ihnen auch andere sadomasochistische Geschichten gefallen. Zu den vielgeliebten Klassikern des Genres erotische Literatur gehören ›Fanny Hill‹, ›Lady Chatterley‹, ›Mein geheimes Leben‹, die Bücher von Henry Miller, Terry Southerns ›Candy‹ und Nabokovs ›Lolita‹.

Auch mein eigener Roman ›Dr. Love‹ ist ganz schön heiß, und Anaïs Nins ›Das Delta der Venus‹ und ›Die verborgenen Früchte‹ sind bezaubernde erotische Geschichten. Und schärfere Sachen als in Nancy Fridays Anthologien ›Die sexuellen Fantasien der Frauen‹, ›My Secret Garden‹ und ›Forbidden Flowers‹ kann ich mir kaum vorstellen.

Die Doppelseite im Männermagazin

Im allgemeinen wird behauptet, Männer seien empfänglicher für optische erotische Reize als Frauen, diese würden dafür eher auf das geschriebene Wort anspringen. Neuere Untersuchungen haben aber ergeben, daß auch Frauen – besonders die relativ emanzipierten jüngeren – stark auf visuelle Reize ansprechen. Sowohl Pin-up-Fotos von Mädchen als auch der Anblick zweier sich liebenden Frauen oder eines gemischten Paares beim erotischen Spiel werden von Frauen als erregend empfunden. Falls Sie eine militante Feministin sind und sich beim Anblick nackter, sich umarmender Frauen beleidigt fühlen, vergessen Sie, daß ich so was erwähnt habe. Dennoch: Es kann sicher stimulierend sein, sich gemeinsam mit dem Partner *Penthouse* oder *Plauboy* anzusehen und herauszufinden, was er an Brüsten und Beinen sexy findet, welche Stellungen ihn erregen und was er am liebsten mit der einen oder anderen Schönen anstellen würde. Aber auch, was Sie gemeinsam alles tun könnten, wenn so ein Mädchen im nächsten Moment leibhaftig zur Tür hereinspaziert käme. Vielleicht fällt ihm dazu etwas ein, das Sie beide aufgeilt, und er kriecht zu Ihnen unter die Bettdecke, um Ihnen zu beweisen, daß Ihre Muschi genauso liebreizend ist wie die jedes Bilderbuch-Playmates.

Pornofilme können höchst erotisch sein, einige finden auch bei der einen oder anderen Frau Anklang, die meisten aber bei Männern. Und Pornofilme können erstaunlich lehrreich sein. Die Welt sähe gewiß anders aus, wenn es im wirklichen Leben genauso viel Cunnilingus gäbe wie in den Pornos. Pornofilme sind sexuell anregend (mit ziemlicher Sicherheit für ihn, vielleicht auch für Sie), können einem etwas beibringen und sind vergleichsweise nicht sehr kostspielig. Daher sollten Sie unbedingt ein Videogerät neben dem Bett installieren.

Es stimmt, Pornofilme können auch extrem anstößig und ekelerregend sein, frauen- und sexfeindlich und sogar antierotisch. Nachdem ich ›Deep Throat‹ gesehen hatte, dauerte es zwei Stunden, bis ich mein normales, gesundes Verhältnis zur Sexualität wiedergefunden hatte.

Der klassische Porno zielt auf das einfachere Publikum ab und soll die Männer aufgeilen. Der etwas anspruchsvollere Pornofilm, der oft ausgezeichnet fotografiert ist und eine richtige Handlung hat, kann Spaß machen und echt scharf sein. Und die neueren, von Frauen produzierten Pornos, sind eher romantisch und keineswegs herabwürdigend. Langweilig sind eher die mechanischen Rammelbewegungen des bloßen Geschlechtsaktes, und als besonders anstößig empfinden Sie wahrscheinlich Gewaltszenen. Aber Sie werden überrascht sein, bei welchen Szenen Sie nasse Höschen kriegen. Manche Frauen steigen wirklich genußvoll auf Pornos ein. Falls das bei Ihnen aber nicht der Fall ist und Sie keinen Spaß daran haben, sollten Sie dennoch lernen, sie zu tolerieren. Oder es ganz unbefangen einmal ausprobieren!

Es ist nun mal so: Pornofilme sollen Männer scharfmachen. Ein normaler Vierzigjähriger, der unter den günstigsten Umständen ein einigermaßen einfühlsames Vorspiel, zwölf Minuten Verkehr und einen Orgasmus zustande bringt, verwandelt sich möglicherweise in einen Sex-Protz, wenn er einen scharfen Porno anschaut. Eine meiner Freundinnen hat mir erzählt, ihr 47 Jahre alter Liebhaber sei von einem Film, den sie ausgesucht hatte, weil er in etwa seinen sexuellen Vorlieben entsprach, derart angetan gewesen, daß er innerhalb von 45 Minuten drei Orgasmen hatte. Ihre eigenen konnte sie gar nicht mehr zählen.

Sie können sich ja gemeinsam Pornos anschauen. Wenn Sie eher zerstreut und abgelenkt sind, dann ist das im allgemeinen Gift für die Sexualität, und die Pornographie ist ein gutes Mittel, Ihre Konzentration auf die sexuellen Empfindungen und die Hitze des Augenblicks zu lenken. Natürlich können Sie den Film auch völlig ignorieren und von allein das tun, was die Heldin des Films vorführt, indem Sie dem Bildschirm den Rücken zuwenden, während Ihr Mund sich mit ihm beschäftigt. Es mag zwar etwas frustrierend sein, daß seine Augen weiterhin auf den Fernseher starren, obwohl Sie seinen Schwanz so liebevoll verwöhnen, daß er sich wie im siebten Himmel fühlen muß. Drehen Sie den Ton etwas leiser oder ganz ab, wenn die Geräusche beim Sex Ihnen unangenehm sind. Schließen Sie die Augen und geben Sie sich ganz den wunderbaren Gefühlen hin, während Sie es sich selbst so oft kommen lassen, wie Sie nur wollen. Es gibt eine Reihe genußvoller Stellungen, die ihm sowohl den Ausblick auf den Ort des Geschehens ermöglichen, als auch den Zugang zu Ihrem G-Punkt. Und dazu kann er auch noch seine Finger benutzen, um Sie zu streicheln und zu liebkosen – an all den Stellen wo Sie es besonders gern haben – einfach nur so als Zwischenspiel, bis er wieder fit ist.

Pornofilme, die Frauen gefallen

Manche Pornos sind Klassiker geworden; sie sind amüsant und erregend und für Männer und Frauen gleichermaßen vergnüglich. Einige sehr freizügige Pornos mit romantischen, aber auch mit sehr scharfen Sexszenen, sind von Frauen geschrieben, inszeniert und produziert worden.

1. *Misty Beethoven*

Radley Metzgers Porno-Version von ›My Fair Lady‹ ist anspruchsvoll, witzig und gespickt mit wirklich heißen Sex- und Liebesszenen.

2. *The Story of Joanna*
Eine aufwendige Produktion, schöne Körper in einer Variante der ›Geschichte der O.‹. Die Handlung zwischen Unterwerfung und Dominanz könnte Ihnen besser gefallen, als Sie es vielleicht wahrhaben wollen.

3. *Legend of Lady Blue*
Eine Mischung aus romantischem Sex und Vergewaltigung, Gewalt und lesbischen Verführungsszenen.

4. *800 Fantasy Lane*
Feministinnen müßten ihre Freude daran haben, daß all die herrlichen Frauen erfolgreich im Immobiliengeschäft tätig sind und mit Mündern und Brüsten wilde Aktivitäten entfalten, um so zu ihren Abschlüssen zu kommen. Die sadomasochistische Szene, in der dann ein Mann zeigt, wo's wirklich langgeht, wird ihnen allerdings weniger gefallen. Komisch und scharf. In Amerika ein begehrter Dauerbrenner.

5. *Talk Dirty To Me*
Eine erotische Version der Geschichte vom Regenmacher. Die Hauptperson ist eine sexhungrige erwachsene Frau, und der Mann ist der typische Verführer, der nichts anbrennen läßt und von dem sie nicht loskommt, obwohl er sie immer wieder warten läßt. Sehr realistische Begierde.

6. *Debby Does Dallas*
Hübsche blonde Studentinnen treiben ihre Spielchen in Duschräumen und sonstwo.

7. *Ecstasy Girl*
Drei geile junge Männer werden angeheuert, um vier ebenso geile Schwestern und ihre noch lüsternere Tante zu erpressen – die Altmeisterin des Pornos, Georgina Spelvin. Es erübrigt sich zu erwähnen, daß in diesem gut gemachten, teuren Film den super-aussehenden geilen Böcken alles gelingt.

8. *The Afternoons of Pamela Mann*
Eine Liebesorgie nach einer abenteuerlichen Heirat, der eine inszenierte Vergewaltigung, Entjungferung einer angeblichen Jungfrau (männlich) vorangeht, sowie lesbische Spiele und Fellatio im Park in Zeitlupe. Der überraschende Ausgang ist voller Romantik, aber außerdem ist der Film auch noch sehr lustig. Und ebenfalls schon ein echter Klassiker.

9. *Taxi Girls*
Umwerfend aussehende Straßenmädchen machen ein Taxiunternehmen auf und provozieren damit Sabotage, Vergewaltigung und andere pornographische Spezialitäten. Es treten zwei Legenden des Genres auf: Jamie Gillis und John Holmes.

10. *Every Woman Has A Fantasy*
John Leslie macht auf ›Tootsie‹ und dringt – im wahrsten Sinne des Wortes – in eine Frauengruppe ein, die gerade dabei ist, ihren sexuellen Fantasien nachzugehen. Lieb und lustig.

11. *Christine's Secret*
Candida Royalle, ehemals Porno-Sternchen, jetzt Produzentin, setzt Synthesizer-Musik ein, aber nicht um damit eher mechanische Abläufe zu unterstreichen, sondern um wirkliche Liebesszenen und leidenschaftliche Begegnungen anzuheizen. Echt scharf, wie auch ihre früheren Produktionen ›Femme‹ und ›Urban Heat‹.

(P. S. d. U.: Es gibt natürlich auf dem deutschen Markt noch viele andere mehr oder weniger gute und ›empfehlenswerte‹ Pornofilme. Finden Sie Ihren (oder seinen) Geschmack heraus. Versandfirmen und Sex-Shops führen eine reiche Auswahl.)

Der bewußte Einsatz von Gleichgültigkeit, Widerstand und Wut

Die klassische Filmhandlung kennt jeder: Junge trifft Mädchen. Junge wirbt um Mädchen. Junge verliert Mädchen. Kühn, klug und mutig gewinnt der Junge das Mädchen zurück, und sie leben glücklich vereint bis an ihr Lebensende. Aber stellen Sie sich die Geschichte mal anders vor: Junge trifft Mädchen. Junge umwirbt Mädchen. Junge bekommt Mädchen. Alles eitel Glück und Freude, Glück und Freude... Nichts passiert. Das ist wohl kaum eine Geschichte. Romantische Liebe lebt vom realen oder vom eingebildeten Widerstand. Der Frosch verwandelt sich in einen Prinzen zurück und überlistet eine prüde Anstandsdame; der Fluch der bösen Fee muß gebrochen, Dornröschen gefunden und aufgeweckt werden.

Dr. C. A. Tripp stellte fest, daß nicht nur die männlichen Geschlechtshormone sexuelle Erregung initiieren. Auch die psychische Anregung zu Initiative und Eroberung spielt eine große Rolle. Sind dann alle Hindernisse aus dem Weg geräumt, wirken zwar die Androgene, aber die Herausforderung ist vorbei. Und die Lust schwindet. Der Herausgeber des *Forum*, Philip Nobile, ist Anhänger von Dr. Tripp und empfiehlt dessen Buch ›The Homosexual Matrix‹ als klassische Studie für die Dynamik der Erregung und auch als Pflichtlektüre für Heteros. Um sich einen Eindruck zu verschaffen, was Tripp meint, sollten Sie einmal Widerstände in Ihr glatt verlaufendes Intimleben einbauen. Errichten Sie eine Barriere. Täuschen Sie Desinteresse vor. Überraschen Sie Ihren Partner einmal mit Gesten und Zurückweisungen, die ihn mit Sicherheit erschrecken lassen.

Bestehen Sie darauf, mit ihm zu schlafen, wenn er so wütend ist, daß er nicht einmal mit Ihnen spricht.

Tragen Sie ein aufreizendes Nachthemd und ein erregendes Parfum, wenn Sie zu ihm ins Bett steigen, und kuscheln sich dann in Ihre Kissen und löschen das Licht.

»Willst du nicht mit mir schlafen?« wird er fragen.
»Wenn du mich dazu überredest.«
Und Sie schmiegen sich an ihn und sagen: »Mach aber bitte keine Schweinereien mit mir. Das macht mir Angst.«
Oder sagen Sie: »Faß mich nicht da an, das ist unanständig.«
»Nein, ich ziehe mich nicht aus. Wenn du mit mir schlafen willst, gut. Aber ich behalte meine Sachen an.«
»Nein, ich behalte die Stiefel an.«
»Mach's mir! Mit Gewalt!«
»Du kannst mich nicht zwingen.«
»Was du auch tust, heute kriegst du mich bestimmt nicht rum.«
Und Sie lassen sich streicheln, umarmen und küssen, geben aber vor, Sie würden lesen, nähen oder fernsehen, obwohl Ihr Körper schon spürbar reagiert.
»Nein, ich komme nicht zu Bett. Ich möchte draußen auf der Terrasse sitzen und die laue Nachtluft genießen.«
»Ich schlafe schon. Ja. Meinetwegen kannst du mich lieben, aber versprich mir, daß du mich nicht aufweckst!«
»Ich würde so etwas nie freiwillig tun. Da müßtest du mir schon die Hände fesseln und mich dazu zwingen.«
»Solche ungehörigen Sachen sind in Mädchenzimmern nicht erlaubt!«
»Sind wir uns nicht schon mal irgendwo begegnet?«

Trauen Sie sich, es außerhalb des Schlafzimmers zu tun?

Wenn Wochenenden auf dem Land, Sommerurlaube in Frankreich oder in einem Ferien-Bungalow die einzigen Gelegenheiten waren, bei denen Sie einmal fern der ehelichen Matratze miteinander geschlafen haben, überfordert Ihren Mann vielleicht zunächst einmal die Vorstellung, es in einer Hängematte, hinter einer Düne oder auf dem Rücksitz des Taxis mit Ihnen zu treiben. Sie sollten damit anfangen, indem Sie davon reden, daß es Ihnen Spaß machen würde, Ihre Intimsphäre etwas mehr in die Öffentlichkeit zu verlegen. Beginnen Sie dann mit leichten Fingerübungen, eventuell in einem Motel, in dem man auch stundenweise Zimmer mieten kann und wo in jedem Zimmer gleich Sex-Fotos und Pornofilme mitgeliefert werden. Wenn Sie es eher mutwillig mögen, dann versuchen Sie's gleich mal im Auto, dann im Flugzeug und während einer sonntäglichen Wanderung auf einem Berggipfel. Vielleicht bringen Sie ihn so in Fahrt, daß er sein ›Hosentürl‹ aufmacht. Um Ihre Lust auf abenteuerliche Situationen anzuzeigen, können Sie ihm auch die folgenden Tips gelegentlich unterbreiten.

Wo man es überall treiben kann

Nach dem Motto ›Es ist nicht nur im Bett ganz nett‹ kann man es auch (erwiesenermaßen)

1. Im Büro (seinem oder ihrem).
2. Am Beckenrand des Whirlpools oder des Schwimmbads.
3. Im Konferenzraum.
4. In der Sauna, bei abgeschlossener Tür.
5. Auf dem Billardtisch.
6. Im Schlafwagenabteil des Orient Express.
7. Im Toilettenraum des Jumbo Jets. Oder unter der Decke

in der ersten Reihe der ersten Klasse, während der Film läuft.

8. Bei Kerzenlicht in einer Duschkabine.
9. In einer dunklen Ecke eines mäßig besuchten Kinos.
10. Auf dem Golfrasen.
11. In der Kabine einer Peepshow, wo man immer wieder Münzen nachwerfen muß, damit man drinbleiben kann.
12. Im Auto in einem Drive-in-Kino.
13. Auf einem Heuwagen oder während einer Schlittenfahrt.
14. An einen Baum gelehnt hinter der Skihütte.
15. Im Umkleideraum, während das Spiel des Jahres läuft.
16. In einer unerhört teuren Suite des Plaza Athenée in Paris.
17. Im Laufstall ihres Jüngsten.
18. Bei der Anprobe sündteurer Klamotten in der Umkleidekabine von Saks.
19. Auf einer Treppe (die hoffentlich mit Teppichen belegt ist!).
20. In einem großen Haufen frisch gemähten Grases.
21. In der Küche, über die Stuhllehne gebeugt, während alle nebenan auf den Nachtisch warten.
22. In einem Fahrstuhl.
23. Am Silvesterabend auf dem Times Square.
24. Auf einer Felldecke auf dem Zimmerfußboden des Box Tree Inn in Purd, N. Y.
25. Im Bad des Excelsior in Florenz auf flauschigen Badetüchern.
26. Bei dichtem Nebel in der Morgendämmerung auf der George-Washington-Brücke.
27. Bei Zigeunermusik im angrenzenden Saal.
28. Im fahrenden Sessellift Nr. 8 in Aspen.
29. In einem der Gänge des Madison Square Garden.
30. Bei der Besichtigung einer Vorführung.
31. Im Vorraum Ihrer Loge in der Met.
32. In der Herrentoilette Ihres Lieblingsrestaurants.
33. Auf einer Gänseblümchenwiese.

34. Auf einem Sattel in einem Pferdetransporter mit Geräten.
35. Auf einem Pferd.

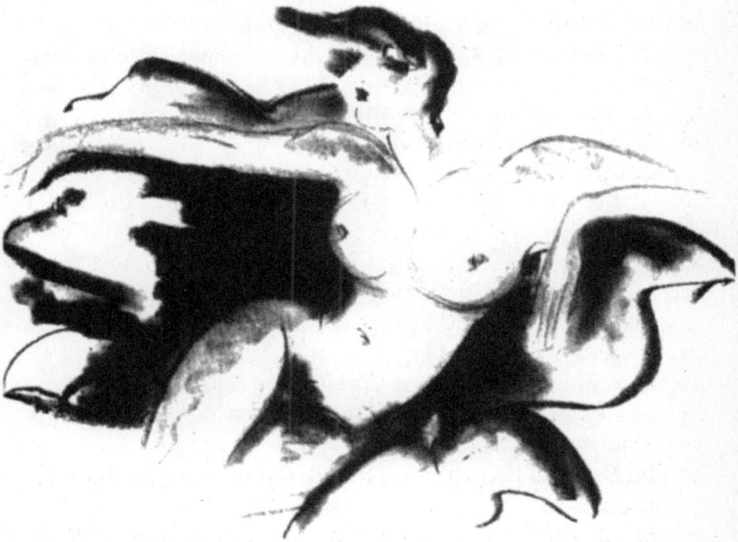

Sexuelle Abartigkeiten gefällig? Fesselungen, sanfte S&M-Praktiken, flotte Dreier und andere scharfe Sachen

Wer hat zu entscheiden, ob etwas abartig und überspannt ist, oder nicht? Es könnte ja sein, daß Ihnen dieses Buch schon etliche Schocks versetzt hatte, als Sie das Kapitel über Unterwäsche lasen, während andere bis jetzt noch darauf warten, daß ihnen endlich etwas zu toll und zu schräg wird. Wir alle wissen, daß Fesselungen, Peitschen, Leder- oder Gummiklamotten und Dreier-Spiele zu den ausgefalleneren Erotika gehören. Vielleicht sind Sie schon völlig zufrieden mit ein bißchen schweinischem Bettgeflüster und etwas Schlagsahne auf den Satinlaken. Aber um die Sache abzurunden, sollen hier noch einige Spezialitäten angeführt werden.

Fesseln und Sklaverei

Wenn Sie zu den Frauen gehören, die die ›Geschichte der O.‹ im Schrank zwischen den Nachthemden versteckt aufbewahren, muß ich Ihnen nichts über die erotische Wirkung von Dominanz- und Unterwerfungsspielchen erzählen. Vielleicht möchten Sie insgeheim auch gern eine dieser Versklavungs-Fantasien mit einem passenden Mann und in einer entsprechenden Situation ausprobieren. Der Gedanke, von einem Mann Ihrer Wahl mit seidenen Bändern gefesselt, gequält und stundenlang ausgiebig geliebt zu werden, ist schon irgendwie verlockend, oder? Wunschvorstellungen von erzwungenem Sex gibt es bei Männern ebenso wie bei Frauen, die sich dabei aber meist in der passiven Rolle sehen. Aus den Anzeigen professioneller Dominas in den einschlägigen Magazinen könnte man aber schließen, daß die sexuellen Interessen sich verändern und die dominante Frau eindeutig im Vormarsch ist. Einer meiner Freunde – eine geradezu legendäre Figur im Clan der sexuellen Sado-Maso-Anhänger (von sanft bis ernsthaft) – beklagte sich einmal bei mir: »Alle Frauen wollen beschimpft und mißbraucht werden, warum bloß? Ich gäbe alles für eine Frau, die mich dazu brächte, ihr die Stiefel zu lecken.«

Man weiß es erst, wenn man es ausprobiert hat. Manche Frauen erleben Fesseln und verbundene Augen als eine Steigerung sämtlicher Empfindungen. Obwohl Paare, die mit Sklavereispielchen experimentieren, die Grenzen oftmals vorher festlegen (interessant ist, daß bei gemeinsam verabredetem Sadomasochismus meist der masochistische Partner der antreibende Teil ist), bleibt es doch ein hochdramatisches Gefühl, dem Partner total ausgeliefert zu sein, und für manche Frauen und Männer ist gerade das der besondere Kick. Eine Frau berichtet, daß ihr Partner ihr einmal mit den Händen den Mund zugehalten hat, als sie beim Orgasmus zu schreien anfing. Als sie von seinem Körper sozusagen aufs Bett genagelt wurde, spürte sie in diesem Moment, wie ihre gesamte Energie beim Höhepunkt nach innen gepreßt wurde und erlebte einen sensationellen qualvoll-lustvollen Genuß, der sie fassungslos machte.

Da sind Sie nun also. Sie tragen schwarze Seidenstrümpfe mit spitzenbesetzten Strumpfhaltern oder hautenge Lackstiefel und einen nietenbeschlagenen Lederwams – bereit, sowohl das Opfer als auch die Herrin zu spielen. Sie lassen sich fesseln und vergewaltigen, müssen seine Liebkosungen und Küsse und seine endlosen Berührungen erdulden und bekommen dabei einen Orgasmus nach dem anderen. Oder Sie reizen und streicheln ihn, bringen ihn fast zum Höhepunkt, aber kurz davor hören Sie auf, setzen sich auf seinen Mund oder reiten ihn in kommandierender Haltung, bis Sie beide zum Orgasmus kommen.

Oder glauben Sie, daß Sie Ihren Mann nicht dazu bringen können, sich freiwillig auf Sklavenspiele einzulassen? Zinken Sie die Karten und fordern ihn zu einer Runde Strip-Poker auf. Wenn er verliert, muß er sich Ihren Einfällen fügen. Sie sollten die nötigen Accessoires für eine sanfte Fesselung schon bereitliegen haben, als da sind:

vier Seidenschärpen oder -schals, die Sie nicht mehr tragen,
eine Auswahl strapazierfähiger Bademantel- oder Kleidergürtel,
einen Lederriemen,
Vibrator und Dildo,
Massageöl,
Federn,
samtene Handfesseln,
Ledermanschetten,
metallene Handschellen mit Schloß und Schlüssel, ein Hundehalsband mit Nieten und Leine,
schwarze Spitzenunterwäsche,
Lederringe für den Penis,
ein Spitzenkorsett,
ein schwarzes Seidencape,
eine kleine Reitpeitsche,
kniehohe glänzend-schwarze Stiefel mit Pfennigabsätzen und weitere scharfe Sachen.

Es gibt Paare, für die Sex in Ledersachen das Allerhöchste ist. Versuchen Sie's mal, indem Sie sich lange schwarze Handschuhe aus feinstem Leder zum Ins-Bett-Gehen anziehen. Oder sagen Sie ihm, Sie hätten es gern, wenn er seine Ziegenleder-Handschuhe anzöge, um Sie zu streicheln. Die nächste Stufe sind dann Lederfesseln, Leder-Bikinis, und auch Gummi-Unterwäsche kann für manche Leute zum echten Fetisch werden. Wenn Sie sich dafür interessieren: In Anzeigen und bestimmten Zeitschriften finden Sie die neueste Latex-Mode mit Zubehör und/oder einen kompletten Katalog für Sex-Fetische, in dem Schuhe mit 15 bis 20 Zentimeter hohen Stilettabsätzen, Kerkerzubehör, Keuschheitsgürtel, sehr ausgefallene Filme, Transvestiten-Kleidung, Rüstungen, viktorianische Korseletts und eine ›Auswahl der neuesten Versatzstücke‹ angeboten werden, von deren Existenz Sie bisher keine Ahnung hatten.

Ein spielerischer Klaps auf den Allerwertesten, eine rauhe Hand, die Ihnen den Kopf an den Haaren zurückreißt – also nichts wirklich Grobes, sind dennoch gewisse Rituale, die S&M-Fans höchst erregend finden. Wenn der Gedanke an so etwas Sie erzittern läßt und gleichzeitig erregend für Sie ist, sollten Sie die Sache vielleicht einfach einmal von der voyeuristischen Seite kennenlernen. Schauen Sie sich zunächst einmal S&M-Pornos und -Videos an. Eine recht elegante Dominanz-Geschichte ist ›The Story of Joanna‹. ›800 Fantasy Lane‹ enthält ebenfalls eine lange, nicht sehr gewalttätige oder obszöne S&M-Szene, die für Anfänger genau das Richtige ist.

Falls Sie es aber gar nicht abwarten können, spielen Sie doch gleich mal das Schulmädchen oder ziehen Sie sich einen Babydoll an und fordern Ihren Partner auf: »Daddy, ich war heute sehr ungezogen. Wenn ich dir sage, was ich gemacht habe, versprichst du mir dann, mich ... nicht zu hart ... zu bestrafen?«

Orgien der Höflichkeit

Wieso veranstalten brave Mittelstandsbürger (WASPs = White Anglo-Saxon-Protestants, Anm. d. Ü.) nicht so gern Sex-Orgien?

Weil sie dann zu viele Dankesbriefe schreiben müßten.

Im Osten wie im Westen der USA hat die Ausbreitung sexuell übertragbarer Krankheiten den Leuten den Geschmack an Sex-Orgien etwas verdorben, nicht nur wegen der Dankschreiben. Dabei ist so eine Orgie eine sichere Sache. Sie können zum Beispiel mit einem befreundeten Paar, das Sie attraktiv finden, gemeinsam ein Hotelzimmer nehmen. Andere bei der Liebe zu beobachten, ihre Geräusche aus der Nähe zu hören und zu spüren, wie scharf die anderen sind, kann höchst erregend sein. Auch selbst bei der Liebe beobachtet zu werden, kann sehr erotisierend sein. Die jeweiligen Partner des anderen auszuziehen, zu streicheln – das kann so heiß sein, daß die Spiegel beschlagen. Alle Arten von lüsternem Vorspiel können Sie alle gemeinsam machen: Küssen, Streicheln, Striptease, Bauchtanz, Sex-Massagen, ein bißchen Zwang, langsames Tanzen, wenn alle schon ganz nackt sind, kleine Picknicks an heißen Körperstellen und dem oder der anderen sagen, wie sie Ihren Partner liebkosen soll. Die gemischten Gefühle von Lust und Eifersucht, die Ihr Partner empfinden mag, wenn er sieht, daß Sie auch auf die liebkosenden Finger des anderen an Ihrer Muschi reagieren, das kann ein Heißmacher ohnegleichen sein.

Eigene Sex-Aufzeichnungen

Nehmen Sie Ihre Geräusche beim Liebesspiel auf einer Kassette auf, oder filmen Sie sich selbst bei einem Ihrer bevorzugten Liebesspiele.

Drei ist mehr

Sich träumerisch vorzustellen, mit zwei Männern ins Bett zu gehen, kann ebenso aufregend sein wie die Vorstellung, eine hübsche junge Frau mit dem Partner zu teilen oder Ihren Mann zusammen mit Ihrer besten Freundin zu verführen. Männer wie Frauen fantasieren von solchen Dreierspielen und stellen sich die endlosen und ungetrübten Freuden vor, die in einer hemmungslosen Triole möglich sind. Für die meisten Paare bleibt diese Vorstellung nur ein Traum, erlebbar höchstens auf dem Bildschirm oder in einem Sexfilm. In manchen Zweierbeziehungen kann eine solche Fantasie allerdings auch zu einer fixen Idee werden. Und es ist ein einschneidender emotionaler Schritt, den Partner im eigenen Bett oder in einem anonymen Hotelzimmer mit einer dritten Person zu teilen. Überlegen Sie sich genau, welche Konsequenzen und Gefahren dabei ins Spiel kommen könnten. Würde Sie ein solches Abenteuer erschrecken, bedrohen? Vertrauen Sie auf die Stabilität Ihrer Beziehung? Würden Sie nur aus Liebe zu ihm mitmachen oder ihm zu Gefallen, während Sie der Sache eher zwiespältig gegenüberstehen? Vielleicht erregt es Sie ja, sich Ihren Partner beim Geschlechtsverkehr mit einer anderen Frau vorzustellen, aber Sie flippen aus, wenn er die andere auch noch gerne küßt? Vorausgesetzt, Sie sind eine verantwortungsbewußte, erwachsene Person und lesen meine Anmerkungen über die sexuell übertragbaren Krankheiten auf den Seiten 195–200 gründlich durch, dann ist es ziemlich wahrscheinlich, daß Ihre Dritte im Bunde eine Frau sein wird, deren Lebensumstände Sie gut genug kennen, um zu wissen, daß Sie kein Risiko eingehen. Vielleicht macht es Sie eifersüchtig, wenn sie viel jünger und besser in Form ist als Sie, aber vielleicht genießen Sie auch das ästhetische Vergnügen des Augen- und des Anblicks. Möchten Sie selbst gern eine Frau liebkosen oder lieber Ihrem Partner dabei zuschauen? Würden Sie eine solche ›Session‹ gern bei sich Zuhause veranstalten oder woanders? Welche Auswirkungen kann eine solche Erfahrung auf Ihre Freundschaft haben, wenn sich die Sache als Fehlschlag erweist?

Beim Ausleben von Fantasien jeglicher Natur kann es immer Enttäuschungen geben, aber es gibt Paare, die behaupten, daß eine gelegentliche Dreisamkeit für eine Zweierbeziehung eine Intensivierung des gegenseitigen Vertrauens, der Intimität und der Leidenschaft bedeutet.

Verhaltensvorschriften

Seien Sie nicht zu ›bossy‹, es sei denn, Sie sind für diesen Abend zum Befehlshaber auserkoren worden.

Sie sollten lieb und appetitlich sauber sein.

Beziehen Sie die Betten frisch.

Wenn Sie mittendrin Ihre Meinung ändern, sollten Sie es für sich behalten. Sie müssen das Experiment ja nicht wiederholen.

Ihr Gast ist nicht dazu da, Sie voneinander abzulenken, sondern um Ihren Sex aufregender zu machen.

Jeder muß mal an die Reihe kommen.

Und jeder muß die Chance bekommen, sich passiv zu verhalten und voll zu genießen.
Fetische und Aversionen sollten höflich toleriert werden.
Ihr Partner sollte seinen einzigen – oder seinen letzten – Orgasmus des Tages für Sie aufheben. Schließlich sind Sie die Gastgeberin. Sie können allerdings auch zugunsten des Gastes verzichten.

Spielzeug neben dem Bett – Sex-Utensilien

Was mögen Ihnen bloß damals für Gedanken durch den Kopf gegangen sein, als die Barbie ihren Ken geheiratet hat? Zwar sind Sie von Kindheit an vertraut mit Hollywood-Filmen und Videogeräten, aber von Jonis Butterfly, dem heimlichen Stimulator, oder vom Zwillings-Dildo Gemini, der an beiden Enden einen Phalluskopf hat, werden Sie nie etwas gehört haben. Und so verrucht sie auch sein mag, zu sehen bekommt man sie nie, wenn Joan Collins mit ihrer Reitpeitsche knallt. Nun sind Sie doch eines Tages eingetreten in die Wunderwelt der schockierenden, verrückten, amüsanten und obszönen Sex-Spielzeuge. War es ein Vibrator in der Auslage des Drugstore, an dem Sie aus lauter Neugier nicht vorbeigehen konnten?

Oder war es eine Pyjama-Party in der Nachbarschaft, bei der Sie das wohlschmeckende Gleitmittel Joy Jelly und den zehnfingrigen Beglücker der Vagina kennenlernten? Vielleicht hat Ihnen auch Ihr Partner eines Tages die Ausrüstung zur Liebessklavin zum Geburtstag geschenkt, und Sie sahen zum erstenmal die weichen pelzartigen Haftstreifen zum Fesseln der Hand- und Fußgelenke und die schwarzseidene Augenbinde.

Manhattan ist voll von kleinen Läden, die voller Sex-Zubehör sind, wie die *Pink Pussy Cat Boutique, Pleasure Chest* und *Eve's Garden*! Vermutlich gibt es solche fantastischen ›Basare‹ in jeder größeren Stadt, und Sie brauchen nur etwas Mut, um sie zu betreten, und ein wenig Beherrschung, um nicht in Gelächter auszubrechen oder vor Abscheu zusammenzubrechen (je nachdem, welchen Blickwinkel Sie haben). Auf alle Fälle sollten Sie zumindest einmal einen Vibrator ausprobieren. Das japanische Modell, schlank und glatt wie eine Concorde, hat zwei Geschwindigkeitsstufen und nette Noppen auf der Gummi-Außenhaut der flachen Raketenspitze, die sowohl eine gute tiefgehende Muskel-Massage verabreichen als auch einen intensiven und stöhnungsreichen Orgasmus besorgen kann. In einem Leben voller Sinnlichkeit werden Sie beides willkommen heißen.

Ich weiß nicht, wie viele Frauen Spaß an Ben-wa-Kugeln haben. Japanische Frauen führen sie in die Vagina ein, damit sie sich nicht einsam fühlen, wenn ihr Partner nicht bei ihnen ist. Einige Männer lieben den festen Druck eines ledernen Penisrings, aber die meisten halten nichts davon. Sie sollten auf jeden Fall wissen, daß es Dildos gibt, die sich wie Kolben hin- und herbewegen und außerdem vibrieren; Dildos, wie im Käfig, die sich auf und ab und in alle Richtungen bewegen, so daß jede intime Stelle maximal stimuliert wird (die Geheimwaffe der französischen Gigolos). Und naturgetreu nachgeahmte Dildos mit Noppen zur klitoralen Stimulation für die sofortige Befriedigung (der Quarterback). Vielleicht hätten Sie die Dinger gern allesamt und dazu noch den Glühwürmchen-Penisring und das KY-Gel mit der Anstecknadel (eine 5g Minitube). Vielleicht genügt es Ihnen aber auch, zu wissen, daß es all so etwas gibt.

Hinweis!

Unerwünschte oder gebrauchte Sexgegenstände loszuwerden ist nicht immer ganz einfach. Einen ›ausgedienten‹ Vibrator oder eine samtene Neunschwänzige Katze werden Sie nicht in die Abfalltonne werfen wollen, in der Ihr Müllmann oder irgendwelche Stadtstreicher sie entdecken könnten. Ein Paar, das einmal zwei aufblasbare Sexpuppen gekauft hatte – eine weibliche und eine männliche – hat sich nicht so recht dazu entschließen können, die Luft rauszulassen und sie in die Abfalltonne zu werfen, so sehr fürchteten sie den Klatsch in ihrer kleinen Stadt. Als die Frau sie schließlich auf die Mülldeponie brachte, wurde sie dabei von einem Nachbarn beobachtet, der entsetzt aufschrie, als er sie Dawn, eine 50-Dollar-teure Sexpuppe, Modell Liebessklavin, über den Rand der Müllhalde stoßen sah. Dies ist eine wahre Geschichte.

Gibt es sicheren Sex auch mit Fremden?

Erinnern Sie sich an Mr. Goodbar? Der Roman basiert auf einem tatsächlichen Mord, der von einem gutaussehenden Fremden begangen wurde, den Goodbar in einer Bar in West Side Manhattan kennengelernt und mit zu sich nach Hause genommen hatte. Es gab – wie man sieht – noch nie ganz gefahrlosen Sexualverkehr mit Fremden, aber heutzutage hat AIDS mit all den schrecklichen Ungewißheiten den Gelegenheitssex mit Unbekannten wirklich zu einer ernsten Gefahr gemacht. Es stimmt schon, daß sich die steigende Zahl von AIDS-Erkrankungen im wesentlichen auf die Risikogruppen bezieht – homosexuelle Männer, Fixer und Menschen, die durch Bluttransfusionen und andere Blutprodukte infiziert wurden (was seit 1985 kaum mehr vorkommt, weil alles Blut für Transfusionen inzwischen untersucht wurde), sowie Neugeborene von AIDS-infizierten Müttern. Die Ärzte sind jedoch neuerdings der Meinung, daß sich AIDS auch unter Heterosexuellen alarmierend auszubreiten beginnt. Die Furcht vor der Immunschwäche-Krankheit schlägt sich nun eindeutig auch im Verhalten der heterosexuellen Bevölkerung nieder – vielleicht fühlen auch Sie sich verunsichert.

Wissenschaftler befürchten, daß mehr als eine Million Amerikaner mit dem Virus infiziert sein könnten und es weitertragen, ohne selbst Anzeichen der Krankheit aufzuweisen und zu verspüren. Ein Mann kann eine Frau leichter infizieren, aber die Übertragung kann grundsätzlich auch von der Frau auf den Mann stattfinden.

Gegenwärtig gibt es so viele Unbekannte im Zusammenhang mit AIDS: In welchem Stadium es ansteckend ist; wie hoch der Prozentsatz der heterosexuellen Männer ist, die auch gelegentlich bisexuelle Kontakte haben – darüber gibt es keinerlei halbwegs genaue Angaben. Zum Zeitpunkt, als dieses Buch geschrieben wurde, stammten 70 Prozent aller AIDS-Erkrankten aus den Staaten New York, Kalifornien und New Jersey, und der sexuelle Kontakt mit Personen aus diesen Gegenden war besonders risikoreich.

Wenn Sie in Butte/Montana oder Goshen/Indiana oder einem anderen entsprechend unriskanten Ort der Welt leben, wenn Sie jung sind und noch nie sexuell aktiv waren und aus einer wenig durchseuchten Gegend stammen, dann haben Sie allen Grund, sich von AIDS nicht sehr bedroht zu fühlen. Wenn Sie seit fünf oder sechs Jahren in einer *total* monogamen Partnerschaft leben, können Sie mitleidig auf Ihre traumatisierten Freunde herabblicken, denn Sie brauchen keine Angst zu haben.

Wenn Sie die Tatsachen und die Unwägbarkeiten in Zusammenhang mit AIDS kennen und einkalkulieren, können Sie selber entscheiden, ob Sie Ihr sexuelles Verhalten ändern sollten und was Sie tun können.

Fangen wir mit dem Wichtigsten an: AIDS ist das Endstadium einer Krankheit, die durch einen Virus ausgelöst wird. AIDS lähmt die Fähigkeit des Körpers, Krankheiten zu bekämpfen, es ist eine Abwehrschwäche. Fast alle an AIDS erkrankten Personen müssen sterben – manche sehr schnell, andere innerhalb weniger Jahre. Aber nicht bei jedem, der sich angesteckt hat, bricht die Krankheit aus. Tatsache ist, daß eine Menge Leute infiziert sein können, ohne es zu wissen, weil sie selber gesundbleiben, den Virus aber offensichtlich trotzdem an andere weitergeben – darunter auch an solche, deren Körper mit einer Immunschwäche reagiert.

Das AIDS-Virus – bei uns HIV-Virus genannt, ist an sich schwach. Es kann außerhalb des Körpers nur schwer überleben. Hitze, Alkohol, Bleichmittel und sogar Seife und Wasser können es vernichten.

Durch Blutspenden bekommen Sie kein AIDS. Auch nicht durch Niesen, Husten oder die Anwesenheit eines HIV-Infizierten im selben Raum. Sie können ohne Risiko mit einem AIDS-Erkrankten Händchen halten oder ihn umarmen. AIDS wird auch nicht übertragen, wenn Sie gemeinsam essen oder sogar die Gabel eines Infizierten benutzen. Das Virus springt nicht einfach von einer Person auf die andere über.

AIDS wird aber durch sexuellen Kontakt und verschmutzte Injektionsnadeln übertragen. Und bevor das Virus identifiziert worden war und Blutspenden und -konserven regelmäßig überprüft wurden, ist es auch durch Transfusionen weitergegeben worden – eine Gefahr, die jetzt echt gebannt ist. Wenn Blut oder Samen eines Infizierten mit Ihrem Blut in direkten Kontakt kommen, können Sie angesteckt werden. Blut oder Sperma eines AIDS-Trägers können auch bei Berührung, wenn Sie eine kleine Wunde oder irgendwelche Abschürfungen in Ihrem Mund, an den äußeren Schamlippen, in der Vagina und/oder im After haben, die Infektion verursachen. Niemand kann sagen, welches Ausmaß an Kontakt dazu notwendig ist. Bisher habe ich nur von einem einzigen Fall von AIDS-Antikörpern gehört, die bei einer medizinischen Hilfskraft gefunden wurden, und das unter Hunderten, die zufällig schon Nadelstiche mit durchseuchtem Blut erlitten haben könnten.

Das rektale Gewebe ist besonders empfindlich. Auch das Scheidengewebe ist leicht verletzbar, besonders unter dem Einfluß der Pille und während der Schwangerschaft. Wenn Drogenabhängige Nadeln und Spritzen gemeinsam benutzen, gehen sie ein sehr hohes Risiko ein, sich mit AIDS zu infizieren, denn unzählige Fixer sind schon angesteckt. Sie können das Virus außerdem durch sexuelle Kontakte von Mann zu Frau übertragen und von der Frau auf den Mann. Neugeborene von AIDS-infizierten Frauen können ebenfalls angesteckt sein.

So können Sie sich vor AIDS schützen.

1. Sie sollten die Person kennen, mit der Sie sexuell verkehren. Wenn Sie nicht absolut sicher sind, daß Ihr Partner keine Drogen injiziert, keinen Sex mit Prostituierten hat und auch seit 1977 keinerlei homosexuelle Kontakte hatte, sollten Sie sämtliche notwendigen Vorsichtsmaßnahmen ergreifen. Also: Kein vaginaler oder analer Geschlechtsverkehr ohne Kondom!
2. Möglicherweise meiden Sie auch mit Personen, die Ihr Vertrauen besitzen, jetzt lieber den Analverkehr, sowie zu

heftigen Verkehr, der innere Verletzungen verursachen kann. Auch unzureichende Feuchtigkeit führt zu Abschürfungen.

3. Auch wenn Sie glauben, jemandem vertrauen zu können, werden Sie eventuell lieber keine Samenflüssigkeit in den Mund oder aufs Gesicht bekommen wollen, zumindest solange, bis Sie absolut sicher sein können, daß der Mann genauso vorsichtig ist wie Sie.
4. Wenn Sie schlaflose Nächte haben, weil Sie sich Gedanken machen, ob Sie sich angesteckt haben könnten, gehen Sie lieber zum Arzt. Und vermeiden Sie, andere mit Ihren Vaginalsekreten oder Ihrem Blut in Berührung zu bringen. Benutzen Sie Kondome und Verhütungsmittel beim vaginalen Verkehr. Vermeiden Sie Sex während der Periode.

Bisher haben AIDS-Experten und -Forscher auch oralen Sex als mögliches Risiko bezeichnet. Es wurde dazu aufgerufen, daß Homosexuelle Fellatio nur noch mit Kondom praktizieren sollten, und das gleiche galt auch für Heteros, wenn sie sich ihres Partners ›nicht hundertprozentig‹ sicher seien. Aber neuere Studien haben ergeben, daß oraler Sex mit ziemlicher Sicherheit kein Risiko darstellt.

Dr. David Ostrow, ein Forscher der vom National Institute of Health unterstützten AIDS-COHORT-Studie berichtete, von 5000 beobachteten Männern hätten 270 nur oralen Verkehr gehabt, und während eines Zeitraums von sechs Monaten hätte keiner das Virus aufgenommen, selbst nicht bei denen, die wechselnde Partner hatten.

Eine weitere Untersuchung über eine Zeit von zwei Jahren an etwa 700 Homosexuellen, bei denen keinerlei Anzeichen von AIDS im Blut nachweisbar waren, ergab bei den Männern, die nur orale Praktiken anwandten, also Küssen, Fellatio, Schlucken des Spermas – keinerlei AIDS-Antikörper. Dr. Martin Schecter von der University of British Columbia Medical School ist überzeugt, daß oraler Verkehr kein Risiko beinhaltet, während Dr. Ostrow davon abrät, den Samen zu schlucken. »Eine der Schwierigkeiten bei der Seuchenforschung«, so Dr. Schecter, »ist, daß wir nichts beweisen können, solange nichts passiert ist. Aber ich bin sicher, daß oraler Sex im Zusammenhang mit AIDS keine Rolle spielt.«

Mag sein, daß bis zum Erscheinen des Buches die Debatte nicht abgeschlossen ist, ob es beim oralen Sex zu Ansteckung kommen kann. Als Frau, die einzuschätzen hat, welches Risiko sie bei einer neuen Partnerschaft eingeht, werden Sie solche Studien entweder als befreiend ansehen, oder Sie treffen eben die geeigneten Vorsichtsmaßnahmen, bis es mehr Beweise gibt.

Unter den Heterosexuellen herrscht ein mystischer und ziemlich unrealistischer Glaube – ähnlich wie bei vielen unverheirateten Teenage-Müttern –, daß ihnen nichts passieren könnte. Die Statistiken sind auf Ihrer Seite. Wenn der Mann, mit dem Sie ins Bett gehen, ein gesunder Heterosexueller ist, der keine Drogen spritzt und keine Kontakte zu Prostituierten hat, »gibt es nicht genügend Nullen auf Ihrem Taschenrechner, um die Wahrscheinlichkeit auszudrücken, mit der Sie AIDS bekommen könnten«, stand einmal im *Playboy*. Aber, da Sie eine Frau sind, die weiß, daß Männer mit der Wahrheit immer gern etwas großzügig umgehen, wenn sie ans Ziel ihrer Wünsche gelangen wollen, dann treffen Sie auf alle Fälle gewisse Vorsichtsmaßnahmen.

Sie können sich küssen, sich umarmen, sich gegenseitig streicheln, aneinanderreiben und auf diese Weise wieder und wieder zum Höhepunkt gelangen. Sie können alle Sexspiele treiben, nur nicht oralen, vaginalen oder analen Verkehr. Um Schwangerschaften zu vermeiden, haben viele Generationen von ›anständigen‹ Mädchen auf diese Weise Orgasmen gehabt, bevor es die Pille gab und andere Verhütungsmittel, die uns emanzipierten Lebenskünstlerinnen zur Verfügung stehen. Doch Sie können auch lernen, wie man Kondome benutzt. Alle Versuche haben gezeigt, daß AIDS-Viren intakte Kondome nicht überwinden können. Und 40 Prozent der Kondome in den USA werden von Frauen gekauft.

Kondome können zwar reißen, aber wenn man sie richtig überzieht, dann gehen sie weder entzwei noch rutschen sie runter. *Mentor* heißt ein neues Kondom, das mit Applikator und Klebemittel geliefert wird, um es fest an der Haut anzubringen – die genaue Gebrauchsanweisung liegt bei. *Fourex* sind Kondome aus Schafshaut, die etwas teurer sind als die Gummidinger und einzeln in Folie verpackt sind oder – noch besser – in einer kleinen, bruchfesten Kapsel. Manche Männer finden die Schafshaut-Kondome angenehmer, weil sie die Wärme leiten und angeblich als weniger störend empfunden werden.

So benutzt man ein Kondom: Das zusammengerollte Gummi wird auf die Spitze des eregierten Penis gestülpt, dann abgerollt (falls vorhanden, muß die Vorhaut zurückgezogen werden) und über den gesamten Schaft gezogen. Beim Herausziehen des Penis muß das Kondom an dem verstärkten Ring gehalten werden, damit es nicht abrutschen kann. Benutzen Sie ein Kondom jeweils nur für eine Ejakulation und verwenden Sie niemals Gleitmittel auf Ölbasis – also Vaseline oder Mandelöl – zusammen mit einem Kondom. Fett zerstört den Gummi.

Als erotische Stimulanzien kann man Kondome sicher nie und nimmer bezeichnen, dennoch bemüht sich ein französisches Reizkondom mit Namen *Sexplorer*, das einen erotisierenden Duft haben soll, um die Aufwertung des Images. Japanische Frauen bemühen sich auch darum, indem sie mit dem Mund die Kondome über das eregierte Glied ihres Partners ziehen, was sicher nicht ganz unerotisch sein kann.

Geschützter Verkehr ist besser als gar keiner. Versuche mit Impfstoffen gegen AIDS sind noch im Gang. Bevor kein Medikament zur Verhütung von AIDS existiert, verlangt die Vernunft erotische Kompromisse für den eigenen Seelenfrieden... wenn nicht gar fürs Überleben. (Neuesten Untersuchungen zufolge ist nun die Gefahr unter ›Heteros‹ unverhältnismäßig gewachsen – weil die Dunkelziffer der besonders risikoreichen Gruppe der Bisexuellen so groß ist. Benutzen Sie daher lieber Kondome, solange Sie keine *totale* Gewißheit haben! Anm. d. Ü.)

Mehr als Ekstase

Jede aufmerksame Leserin dieses Buches hat jetzt sicher alle Übungen und ›Rezepte‹ ausprobiert, hat die erotischen Dialoge geübt und Verführungsstrategien ausgearbeitet. Wenn Ihre Sinnlichkeit noch immer nicht voll erblüht sein sollte, so wird die Knospe dennoch demnächst ganz sicher aufspringen. Die kleine Weise Annie *[Little Orphan Annie]* ist auch nicht über Nacht zu Brenda Starr geworden. Vielleicht fühlen Sie sich noch nicht stark genug, um Scheherazade, die schöne Helena, Xaviera Hollander und Sophia Loren in einer Person sein zu können, aber der Same ist bestimmt gelegt. Falls der Sex mit Ihrem langjährigen Partner auch noch nicht gerade überschäumt, so wird doch ein bißchen Leidenschaft lodern. Und wenn die Schaumbäder bei Kerzenlicht, die erotischen Massagen, die seidigen Nachtgewänder und samtenen Handschellen Ihrem Liebesleben doch nicht das gewünschte Feuer gebracht haben, so sind Sie immerhin sauber, riechen köstlich und Ihre Haut ist zart wie ein Pfirsich geworden, selbst Seide kann es da kaum mit ihr aufnehmen. Und vielleicht hat auch ein gemeinsamer Lachanfall Sie besser miteinander vertraut gemacht und Sie einander nähergebracht.

Wer obszöne Gedanken im Kopf hat, wird sich immer daran erfreuen können. Wenn in zwei Köpfen frivole Gedanken ausgeheckt werden, wird's noch anregender. Das Sex-Organ, das am meisten zählt, ist Ihr Gehirn. Lust und rein körperliche Anziehungskraft reichen zwar aus für den alltäglichen Sex, für eine befriedigende sexuelle Beziehung ist es aber unabdingbar, Gedanken und Empfindungen über Sex austauschen und mitteilen zu können. Ein Leben lang. Richtig guten Sex mit immer demselben alten Partner zustande zu bringen, erfordert Kunst und Kunstfertigkeit, Leidenschaft, Witz, Technik und einen Hauch von Perversität. Sie werden einsehen, daß Sie genauso viele Überlegungen, Unternehmungslust und persönliches Engagement in die Liebe investieren müssen wie in alle anderen wichtigen Dinge des Lebens – etwa den Rasen vorm Haus und die Altersversorgung. Wenn Sie jahrelang frustriert und unbefriedigt gewesen sind, dürfen Sie nicht erwarten, daß über Nacht neue Lust in Ihrem mürrischen und zerstreuten langjährigen Angetrauten zu entfachen ist. Die meisten guten und dauerhaften Beziehungen haben jedoch solche Wiederbelebungsversuche an verdorrten Emotionen und ähnliche krisenhafte Ereignisse bestens überstanden. Es ist nie zu spät für ein sexuelles Neuerwachen, wenn Sie es beide nur wirklich wollen.

Eine Freundin hat mir neulich anvertraut, was ihre 75jährige Mutter ihr erzählt hat: »Ich habe den besten Geliebten meines Lebens gefunden. Wir treffen uns einmal die Woche in einem Hotel. Wir schmusen miteinander, küssen uns und schlafen miteinander. Den Rest der Woche erholen wir uns davon.«

Gibt es etwas, was ermutigender sein könnte für den Spaß am Sex als dieses Eingeständnis? Zelebrieren Sie ihn. Willkommen im Kreis der Sexperten!